서울아산병원

뇌졸중 매뉴얼

AMC Practical Manual for Stroke Care

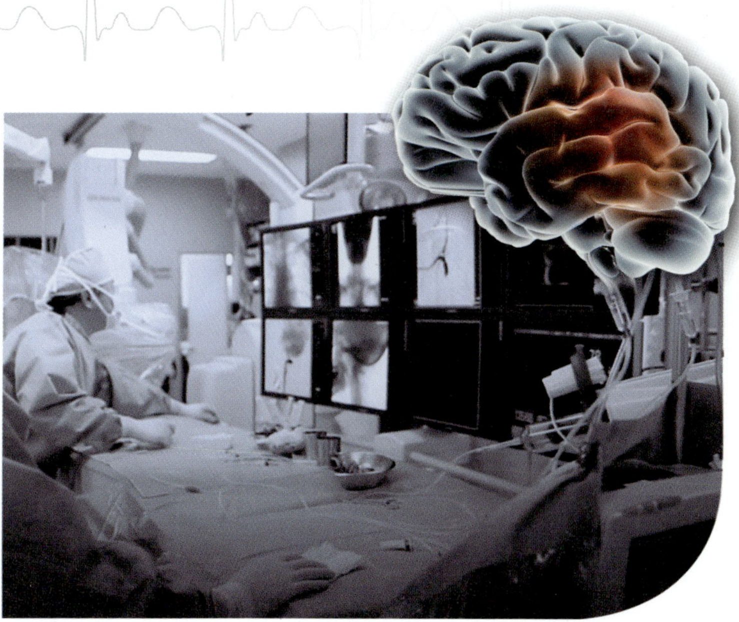

서울아산병원 뇌졸중센터

서울아산병원

뇌졸중 매뉴얼

첫째판 1쇄 인쇄 | 2024년 04월 08일
첫째판 1쇄 발행 | 2024년 04월 15일

지 은 이 서울아산병원 뇌졸중센터
발 행 인 장주연
출판기획 임경수
책임편집 이연성
일러스트 김제도
표지디자인 김재욱
편집디자인 주은미
제작담당 황인우
발 행 처 군자출판사(주)
등록 제 4-139호(1991. 6. 24)
본사 (10881) **파주출판단지** 경기도 파주시 회동길 338(서패동 474-1)
전화 (031) 943-1888 팩스 (031) 955-9545
홈페이지 | www.koonja.co.kr

ISBN 979-11-7068-121-2 (93510)
정가 30,000원

집필진 명단

* 가나다순

- 권순억　서울아산병원 신경과, 뇌졸중 센터장
- 강동화　서울아산병원 신경과
- 권보성　서울아산병원 영상의학과
- 김대열　서울아산병원 재활의학과
- 김범준　서울아산병원 신경과
- 김연정　서울아산병원 신경과
- 김지애　서울아산병원 재활의학과
- 박윤직　KAIST 의과학대학원
- 박재영　서울아산병원 신경과
- 송윤선　서울아산병원 영상의학과
- 송정윤　서울아산병원 신경과
- 유준상　서울아산병원 신경과
- 윤미정　서울아산병원 뇌졸중센터 전담간호사
- 이규봉　서울아산병원 신경과
- 이덕희　서울아산병원 영상의학과
- 이승학　서울아산병원 재활의학과
- 장준영　서울아산병원 신경과
- 전민호　서울아산병원 재활의학과
- 정　수　한양대학교 신경과
- 조용필　서울아산병원 혈관외과
- 하상희　가천대길병원 신경과
- 한정희　서울아산병원 신경과 전문간호사

발간사

갑작스럽게 신경학적 장애가 발생한 환자가 응급실을 방문하면 우리 신경과 전공의들이 주로 담당한다. 많은 업무를 감당하며 동시에 환자의 상태를 평가하기 위해 전공의들의 몸은 언제나 바쁘게 움직인다. 뇌졸중을 비롯한 여러 가지 원인이나 질환에 의한 환자 상태를 감별하고 진단의 우선 순위를 정하기 위해 그들의 머리는 더 바쁘게 움직이고 있을 것이다. 특히 'golden time'이란 용어가 굴레처럼 되어버린 요즘에는, 뇌졸중 환자의 진단과 치료 시작을 지연시키는 것이 큰 죄과인 것처럼 여겨져 전공의들의 마음을 더 무겁게 만드는 것 같다.

서울아산병원에서는 뇌졸중 환자를 screening하고 치료의 시작을 담당하는 이러한 전공의들을 위해 족보들을 모아두었고, 이를 정리하여 2007년에 작은 핸드북 형태로 만들었다. 이 핸드북은 후배들이 응급실 진료에 빠르게 적응하고 도움받을 수 있길 바라는 선배들의 지혜와 경험이 모여 더욱 값진 field manual이 되어 갔다.

그러한 마음이 지난 10여 년간 계속 축적되다 보니, 이 인쇄물은 핸드북이라 하기에는 분량이 크게 늘어나고 중복되는 부분도 종종 생기게 되어 몇 차례 정리 과정을 거쳐야 했다. 그러던 중 이제는 교육자가 된 이 인쇄물의 이용자들이 제대로 된 책자로 만들어 보는 것에 대한 의견을 주었다. 지난 1년간 많은 저자들의 노력과 이를 총괄한 한정희 전문간호사의 노고로 뇌졸중 진료를 위한 이 아름다운 매뉴얼이 탄생하게 된 배경이다.

이 뇌졸중 매뉴얼은 응급실과 병동에서 뇌졸중 환자를 살펴야 하는 우리 신경과 의료진들이 빠르고 효율적으로 활용할 수 있게 작성되었다. 근거와 형평성을 갖추어 제작된 학회 진료지침과는 달리, 특정 약품이나 치료법 위주로 가능하면 명확하게 사용될 수 있도록 하였다. 따라서 대한뇌졸중 학회에서 마련된 뇌졸중진료지침을 같이 숙지하면서 서울아산병원 뇌졸중 매뉴얼을 사용하기를 권장한다.

이 매뉴얼이 서울아산병원뿐만 아닌 모든 병원의 신경과 전공의, 뇌졸중 집중치료실을 포함하여 뇌졸중 환자를 담당하는 간호사들에게 도움이 되길 바라며, 외래 진료 시에도 유용하게 활용되길 기대한다.

서울아산병원 신경과, 뇌졸중 센터장

권 순 억

CONTENTS

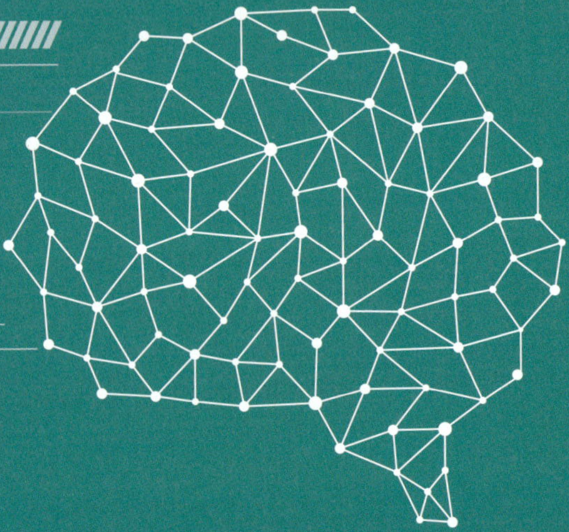

서울아산병원 **뇌졸중 매뉴얼**

AMC Practical Manual for Stroke Care

I

조직

조직

1 뇌졸중센터

뇌졸중센터란 혈전용해치료를 포함한 뇌졸중 치료가 적절히 제공되는 센터를 말하며, 뇌졸중 집중치료실(acute stroke unit, ASU)을 중심으로 표준적인 치료가 가능한 곳을 말한다.

2 구성(예)

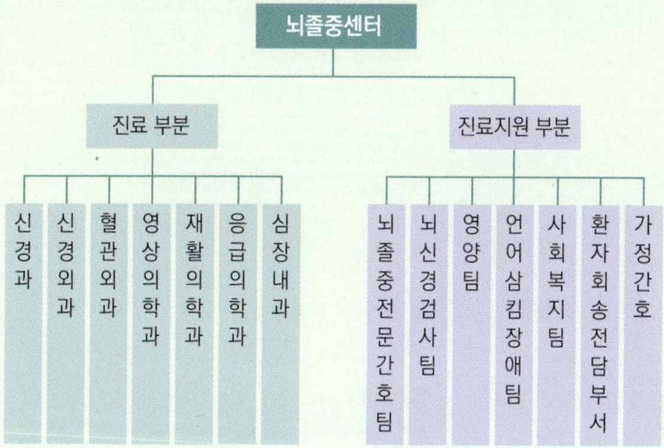

3 뇌졸중 센터 구비 조건

대한뇌졸중학회에서 권고하는 뇌졸중센터 인증 기준은 다음과 같다(표 1-1).

표 1-1. 뇌졸중센터 인증 기준

응급/급성기 적정 진료	담당의료진의 적절한 연락체계 운영
	전문성을 갖춘 다학제 진료팀 구축
	적절한 평가가 이루어짐
	표준진료지침에 따른 급성기 검사와 치료를 수행
	정맥내 혈전용해술 및 혈전제거술 적응증을 평가하고, 급성기 치료를 계획
	타 의료기관 또는 구급대원과의 네트워크 운영
뇌졸중 집중치료실 (Acute Stroke Unit, ASU)	뇌졸중 집중치료실을 운영
	뇌졸중 집중치료실에 필요한 인력, 시설, 운영 지침을 준수
중환자 진료	중환자실을 운영하고 뇌졸중 환자 진료에 활용
	중환자실은 적절한 시설과 인력을 구비
뇌졸중팀	뇌졸중 환자를 위한 뇌졸중센터 구성
	뇌졸중 관련 학회 활동에 참여
	정기적 회의
	직무 수행에 필요한 교육을 시행
중재시술의료진	신경중재시술의사가 적합한 시술 시행
	신경중재시술은 숙련된 의사가 시행
뇌졸중 레지스트리 운영과 질 향상 활동	체계적인 데이터 관리
	필수 질지표를 설정하고, 지속적인 질관리
적정 진료 및 시설	표준진료지침에 따른 임상경로(clinical pathway, CP)를 구축하고 운영
	CP에 따라 정맥내 혈전용해술(intravenous thrombolysis, IVT) 또는 동맥내 혈전제거술(intraarterial thrombectomy, IAT)를 시행
	적정 수준의 장비 운영

대한뇌졸중학회. 2023

4 뇌졸중 집중치료실 입퇴실 기준(서울아산병원 예)

1) 입실 기준

다음 중 하나 이상에 해당되는 급성기 뇌졸중 환자로서 집중치료가 필요하다고 의사가 판단한 경우

(1) 발생 1주 이내(통상 48–72시간 이내) 급성기 또는 급성기 이후 최근 1주 이내 재발 또는 악화된 환자 중 상태가 불안정하여 집중 관찰이 필요한 뇌졸중 환자

- 증상 발현 72시간 이내의 급성기 뇌졸중 환자
- 증상 발현으로부터 72시간이 경과한 경우라도 NIHSS 점수가 1점 이상 악화된 환자
- 뇌졸중 전문의가 판단하여 신경학적 악화의 가능성이 많아 세밀한 신경학적 모니터링이 필요하다고 판단되는 환자
- 정맥내 혈전용해술(intravenous thrombolysis, IV t–PA, IVT)를 받은 환자
- 급성기 뇌졸중 치료를 위해 phenylephrine, nicardipine을 지속적으로 투약하는 환자
- 급성기 뇌졸중 감시를 위해 2시간 간격 이내의 활력징후 측정이 필요한 환자 등

(2) 혈관중재술/뇌혈관수술 전후 상태인 환자

(3) 발생 1주 이내 일과성허혈발작 환자

(4) 뇌졸중으로 인한 뇌부종이나 출혈변환이 심하거나 뇌압이 상승된 환자

(5) 기타 초기 증상으로 뇌졸중이 강력히 의심되어 뇌졸중집중치료실 입실이 필요하다고 의사가 판단하는 경우

2) 퇴실 기준

(1) 신경학적 증상이 호전되거나 1일 이상 변화가 없을 때

(2) 신경학적으로 안정이 되었다고 의사가 판단하는 경우

3) 감시 체계

(1) 환자 침상에서 개별적인 모니터링(활력징후, 심전도, 산소포화도)이 가능하며, 이것이 central monitoring으로도 전달
(2) 산소, 흡인 기구가 침상별로 준비
(3) 심전도, 제세동기 구비
(4) 급성기 뇌졸중 환자의 집중 관리가 가능

5 뇌졸중 환자의 신경과 중환자실 입실 기준 (서울아산병원 예)

(1) stupor 또는 coma
(2) 인공호흡 또는 기도 삽관이 필요한 경우
(3) 뇌탈출(cerebral herniation)이 임박한 두개강내 공간점유 뇌경색(space-occupying infarction) 또는 뇌출혈이 있는 경우
(4) 심한 심폐기능 부전 및 감염 질환이 있는 경우
(5) 그 외 정맥내 혈전용해술(intravenous thrombolysis), 뇌혈관중재술 및 개두술 등을 받은 환자

References

1. 대한뇌졸중학회. 뇌졸중센터 및 재관류치료 뇌졸중센터 평가기준. 2020.

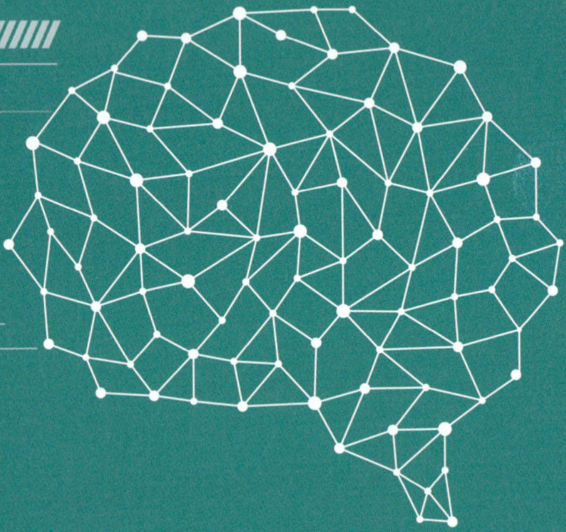

서울아산병원 **뇌졸중 매뉴얼**

AMC Practical Manual for Stroke Care

II

뇌졸중 진단 및 치료

응급실에서의 접근 01

1 뇌경색

1) 진단적 접근

(1) 뇌졸중 영상검사 프로토콜

- 뇌졸중 증상을 보이는 환자에서 IV tPA 적응증일 때(증상 발생 4.5시간 이내) 출혈을 배제하기 위해 noncontrast CT (NCCT)를 시행하는 것은 대부분 공통적임
- 그 이후의 과정에 대해서는 각 센터마다 고유의 영상검사 프로토콜을 가지고 있고 센터마다 조금씩 차이는 있을 수 있지만 크게 CT based stroke imaging protocol과 MR based stroke imaging protocol로 나눌 수 있고 CT와 MR을 같이 사용하는 방법도 있음(그림 2-1)
- 각 프로토콜마다 장단점이 있는데 예를 들어 MRI같은 경우에는 CT에 비해 조기 뇌허혈 변화를 더 잘 발견할 수 있지만, CT에 비해 검사 시간이 오래 걸림(표 2-1 참조)

① CT based hyperacute stroke imaging

- CT + single phase CTA를 사용하는 것이 가장 간단한 방법
- 수 분 만에 검사가 완료되고 뇌혈관 시술 등의 결정에 있어서도 충분한 정보를 제공

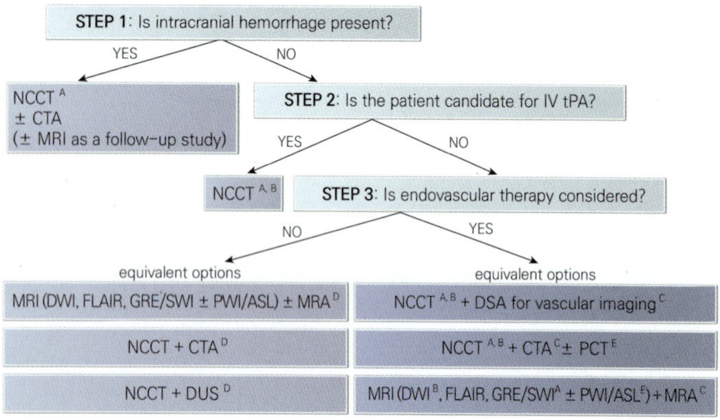

그림 2-1. 급성 뇌졸중으로 내원한 환자들에게 적용할 수 있는 영상 프로토콜
A) 두개내출혈을 파악하기 위해, B) 뇌허혈핵심부(ischemic core)를 파악하기 위해, C) 혈관내혈전의 정도와 위치를 파악하기 위해, D) 경동맥 죽경화질환을 파악하기 위해, E) 생존 가능한 조직(viable tissue)의 정도를 파악하기 위해

표 2-1. 각 영상검사프로토콜 비교

영상 검사	NCCT/sCTA	NCCT/mCTA	NCCT/CTA/CTP	mMRI
Time efficiency (short to reperfusion time)	++++ (very good)	++++ (very good)	+++	+
Detection of large artery occlusions	++++ (very good)	++++ (very good)	++++ (very good)	+++
Ischemic core estimation	+	++	+++	++++ (very good)
Technical difficulties (motion/ mistimed bolus)	++	+++	++++ (very hard)	++++ (very hard)
Safety from radiation dose	+++	++	+	++++ (very safe)

NCCT:noncontrast CT, sCTA: single phase CTA, mCTA: multiphase CTA, CTP: CT perfusion, mMRI: multimodal MRI

- 하지만 single phase CTA만으로는 연수막 결순환(leptomeningeal collateral)을 평가할 때 지연된 결순환 뒤채움(delayed collateral backfilling)을 놓칠 수 있기 때문에 소요시간이 더 걸리더라도 CT + multiphase CTA를 사용하기도 함
- 더 나아가 뇌경색핵심부 용적(infarct core volume) 및 허혈반음영(penumbra)에 대한 정보가 필요할 때 CT perfusion까지 시행하는데 이 때는 보통 추가적인 조영제 주입이 필요함(CT perfusion에서 조영제 주입 후 48시간 전후로 metformin 제제 중단 필요. 단, GFR 60 ≥mL/min/1.73 m^2인 경우는 복용 가능한 것으로 권고)
- CT에서는 뇌경색의 정도를 파악하고 임상에 적용하기 위해 early CT sign을 찾고 ASPECTS (Alberta Stroke Program Early CT Score)점수를 구하는 것이 필요

A. Early CT sign

- 뇌경색이 발생한 지 얼마 지나지 않은 시기에는 뇌CT에서 명확한 허혈성 변화를 관찰하기는 힘듦
- 따라서 허혈성 변화와 관련이 있는 early CT sign을 발견하는 것이 중요(표 2-2)

B. Alberta Stroke Program Early CT Score (ASPECTS)

- 처음에는 정맥내 혈전용해술 이후의 예후 예측을 위해 고안된 CT grading system이었으나 현재는 혈관내 혈전제거술에도 적용되어 폭넓게 사용되고 있음
- 총 10개의 영역으로 나뉘어져 있고 초기허혈변화(early ischemic change)를 보이는 영역을 10점에서 빼서 그 값을 구함(자세한 사항은 '부록 2-1. ASPECT score'를 참고)
- 원래는 ASPECTS 6점 이상만 혈관내 혈전제거술 대상이었으나 최근 연구들에 따르면 ASPECTS 5점 이하여도 선택적으로 시술을 고려할 수 있음

표 2-2. Early CT sign

Early CT sign	정의	CT 예
Hyperdense MCA sign	The vessel appears not only brighter than adjacent brain tissue but also brighter than the other intracranial arteries, especially the contralateral MCA, and finally that it not be attributable to calcification.	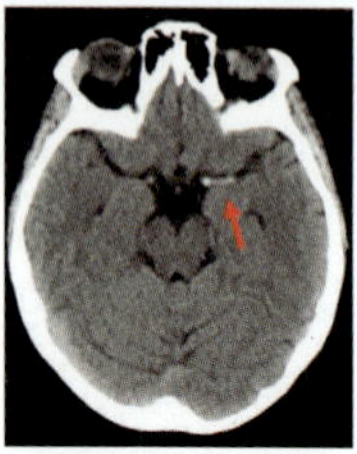
Attenuation of the lentiform nucleus	Decrease in density involving the lentiform nucleus area inducing the loss of the precise delineation of this area.	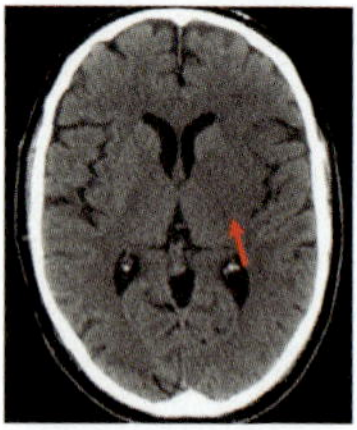
Loss of the insular ribbon	Decreased precision in delineating the gray-white interface at the lateral margin of the insula	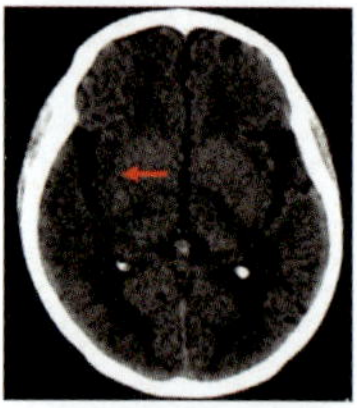
Hemispheric sulcus effacement	Decreased contrast density inducing a loss of precise delineation of the gray-white interface in the margins of the cortical sulci corresponding to localized mass effect.	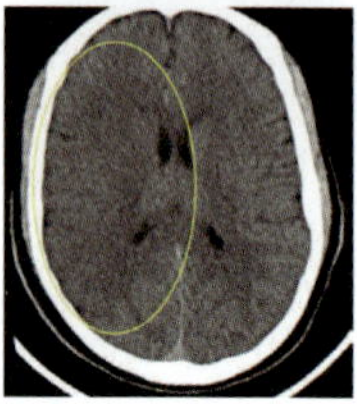

② MR based hyperacute stroke imaging protocol

- MR은 CT에 비해 소요시간이 길지만 허혈성 변화를 CT보다 더 잘 발견할 수 있고 infarct core volume을 구하기도 용이함

A. 서울아산병원 stroke imaging protocol (MR based)

- 서울아산병원의 영상검사 프로토콜은 다음을 참조(표 2-3)

B. DWI -ASPECTS

- CT를 기반으로 한 ASPECTS에서 파생되어 나왔으며 대부분 기존 ASPECTS의 방법을 따름
- 다만 초기허혈변화는 DWI에서 고신호강도(hyperintensity)

표 2-3. 서울아산병원 MR based stroke imaging protocol

분류	Thrombectomy screening (Early time window)	Thrombectomy screening (Late time window)	Not primarily indicated for thrombectomy
대상	Onset <6시간	6시간 ≤ Onset < 24시간	Onset ≥ 24시간 + 안정적인 환자 상태
CT	O	X	X
MR	- MR, Brain thrombolysis & Diffusion (with e') + MR, Neck angiography (with e') - 처방 입력 후 바로 검사가 가능하도록 진행 - 포함된 sequence: DWI, FLAIR, GRE, PWI, CE MRA - 소요시간: 12-15분 (시간단축을 위해 TOF 제외)	- MR, Acute stroke brain & Diffusion (with e') + MR, Head & Neck angiography (with e') - 처방 입력 후 30분 이내에 검사가 가능하도록 진행 - 포함된 sequence: DWI, FLAIR, GRE, PWI, TOF, CE MRA, (최근 T1 axial 추가됨) - 소요시간: 20-25분	- MR, Diffusion + MR, Head & Neck angiography (with e') + MR, Brain gradient echo sequence - 포함된 sequence: DWI, FLAIR, GRE, TOF, CE MRA - 소요시간: 20분

** 응급실 당직 전공의의 판단에 따라, 동맥혈전제거술이 응급하다고 판단될 경우 thrombectomy screening(early time window)의 MRI protocol로 촬영할 수 있음*
** TIA의 경우 Acute stroke에 준하여 검사를 시행*

로 정의되며 점병터(dot lesion)는 초기허혈변화로 간주되기 부적합하며 최소한 병변이 융합성(confluent)이 있어야 함

- DWI가 CT보다 초기허혈변화를 더 잘 발견하기 때문에 보통 DWI-ASPECT가 CT를 기반으로 한 ASPECT보다 1점 정도 낮음

③ CT와 MR을 모두 사용하는 protocol

- 이 방법에서는 NCCT를 시행하여 출혈을 감별하고 tPA를 사용 가능한 상태에 있으면 CTA가 시행될 동안 tPA를 준비하여 바로 투약
- CTA에서 혈관 폐색이 발견되면 DWI를 시행하고, DWI lesion이 70 mL 미만이면 뇌혈관시술을 시행(그림 2-2)
- 국내에서도 이런 프로토콜과 비슷하게 하는 센터들이 있고 보통 CTA에서 큰혈관폐색이 있으면 뇌동맥 혈전제거술 대기 시간을 줄이기 위해 DWI 시행 전에 미리 혈관시술팀에 연락하고 DWI가 나오면 시술 여부를 최종적으로 결정
- 위의 예시와 같이 large infarction은 혈관내 혈전제거술 대상에서 제외하는 것이 일반적이었으나 최근 연구들을 참고하였을 때 large infarction도 선택적으로 시행할 수 있음(자세한 기준은 '동맥내 혈전제거술(p. 23)'을 참조)

(2) 혈액검사

① 뇌졸중 환자가 입원 시에 시행하는 채혈 및 검사

- Routine CBC (RBC, hemoglobin, WBC, platelet)
- Chemical battery (total calcium, glucose, creatinine, uric acid, total protein, albumin, AST, ALT, total bilirubin, alkaline phosphatase)
- Electrolyte battery (sodium, potassium, chloride, total CO_2)
- Phosphorus
- Magnesium

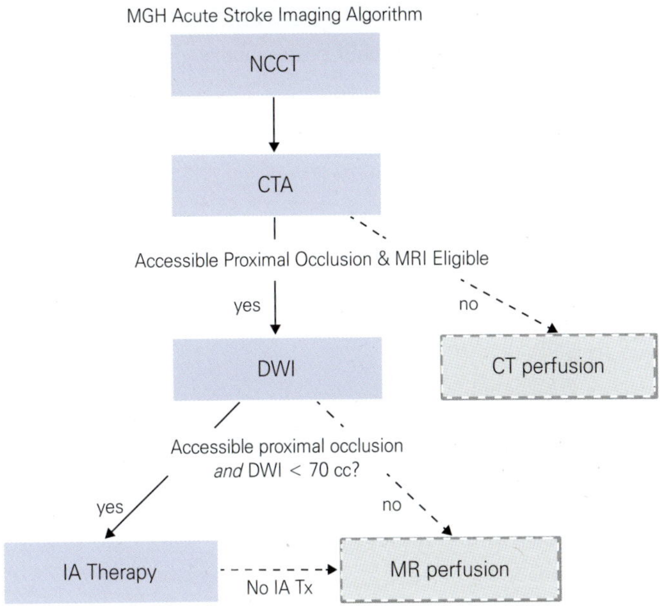

그림 2-2. **CT와 MR을 모두 사용하는 프로토콜 예**

- BUN
- CRP
- ESR
- Coagulation battery [PT (sec, %, INR), aPTT]
- Fibrinogen
- D-dimer
- HbsAg
- Anti-HBs
- Anti-HCV
- Syphilis reagin (rapid plasma reagin, RPR)

- HIV Ag/Ab
- Fasting glucose / 2-hour post-prandial glucose
- HbA1c
- TSH
- Free T4
- Cardiac troponins
- CK-MB
- CK
- LD
- BNP
- Prealbumin
- Lipoprotein
- Chest PA
- EKG
- Urinalysis with microscopy
- Stool occult blood

② 금식이 필요한 검사

- Lipid battery with LDL cholesterol (total cholesterol, LDL, HDL, triglyceride)
- Homocysteine

2) 치료적 접근

(1) 정맥내 혈전용해술

- 서울아산병원의 정맥내 혈전용해술(IV thrombolysis, IV tPA, IVT) 프로토콜의 세부 내용은 하단을 참조(그림 2-3)
  - CT 후 IV tPA 투여가 시작되었더라도 최대한 빨리 MRI를 시행
  - 임상적으로 뇌졸중 여부가 불투명한 경우(예: 증상 발현 시 경련, 저혈당 등)에는 4.5시간 이내라 하더라도 MRI를 시행하여 뇌경색 여부를 확인

- 응급실에서 POC-INR을 빠르게 확인하여 INR 확인 때문에 tPA 투여가 지체되는 일이 없도록 함
- IV tPA 0.9 mg/kg 투여 후 MRI 소견에 근거하여 추가적인 뇌혈관중재술(thrombolysis, thrombectomy, angioplasty and stent insertion)이 필요한 경우는 영상의학과 혈관중재 시술팀과 협진하여 시술을 진행

– 다만 환자 상태에 따라서는 다음과 같은 뇌혈관중재술도 가능
- 내경동맥 또는 기저동맥 폐색이 의심되는 환자에서 IV tPA 투여 후에 시간적인 제약으로 추가적인 뇌혈관중재술이 바로 필요하다고 판단되는 경우
- 4.5–6시간 사이 발생 또는 발생 시각이 불분명한 뇌경색으로 IV tPA를 사용하지 못한 환자에서 뇌 CT 검사 이후 뇌혈관

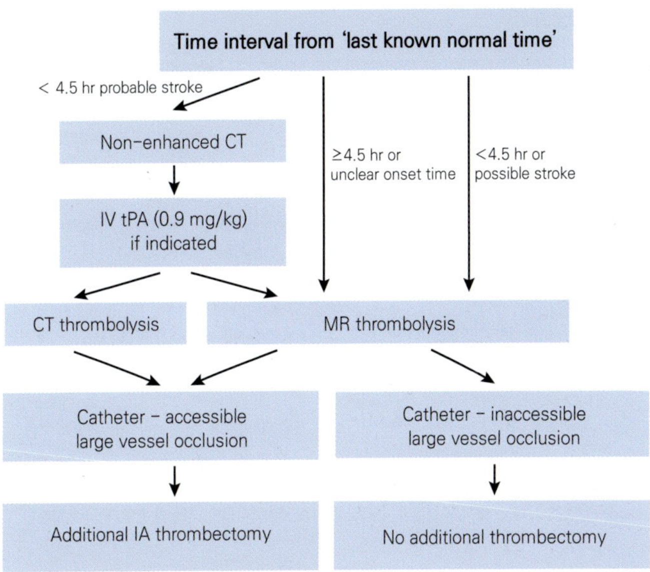

Drugs should be administered within 60 min (IV)

그림 2-3. 정맥내 혈전용해술 프로토콜

● **포함 기준**
- 뇌경색 증상 발생 4.5시간 이내

● **제외 기준**
- 나이<16세
- NIHSS 0-1, NIHSS>25
- 뇌전증발작 후 신경계결손증상이 지속되는 경우(단, 뇌졸중에 의한 뇌전증발작일 경우 투여 가능)
- 수축기혈압>185 mmHg, 확장기혈압>110 mmHg
- 혈당<50 mg/dL 또는 400 mg/dL (단, 뇌경색이 확인될 경우 혈당 교정 후에 투여 가능)
- PT-INR≥1.5, aPTT연장, 혈소판≤100,000/mm^3
- CT에서 여러 엽이 침범된 뇌경색(저밀도 부위가 대뇌반구>1/3 차지)
  (단, 명확한 저밀도가 아니라 early CT sign인 경우 투여 가능)
- 두개내출혈 병력, 활동성 출혈, 출혈경향
- 중증 간질환(간부전, 간경변, 문맥고혈압, 식도정맥류, 활동성 간염)
  (단, 경미한 간질환이라고 판단될 경우 의학적 소견을 의무기록으로 남긴 후 투여 가능)
- 당뇨병과 뇌경색의 과거력이 동시에 있는 경우
- 현저한 두부외상, 뇌졸중 병력(3개월 이내)
  (단, 경미한 외상과 두피 손상일 경우 투여 가능. 뇌졸중 병력이 뚜렷하지 않다면 의무기록에 근거를 남긴 후 투여 가능)
- 압박지혈이 어려운 부위의 동맥 천자(7일 이내), 심부정맥 천자(예: 쇄골하정맥, 경정맥) (10일 이내)
- 두개내종양, 동정맥기형, 뇌동맥류[단, 출혈이나 중추신경계 손상 병력이 없을 경우, 출혈위험성 낮은 동정맥기형(출혈병력이 없고 뇌심부에 위치하지 않으며, 심부정맥배액이 없는 상태), 파열 위험성 낮은 뇌동맥류일 경우(3 mm 미만으로 양호한 모양) 투여 가능]
- 두개내수술, 척추수술, 주요수술(3개월 이내)
  (단, 3개월이 경과하였더라도 상당량의 혈액이 두개내 또는 척수강내에 존재하는 경우 투여 보류)
- 항응고제 복용 환자의 경우, 항응고제 복용 시간과 상관없이 POC-INR>1.3 (POC-INR≤1.3이면 투약)
- 소화기내 출혈, 위장관 출혈, 궤양성 위장관 질환, 식도정맥류, 동맥류, 동맥/정맥 기형이 확인된 환자(3개월 이내)
- 급성심근경색(3개월 이내)
- 세균심내막염, 심장막염
- 급성췌장염
- 임신: MRI 촬영(동의되면 납옷으로 복부 차폐하면서 비조영증강CT 촬영 가능),
  산부인과 협진(조산아출산 기왕력, 태반조기박리 등), tPA는 임신 카테고리C로서 태아의 안전성이 입증되지 않았지만 태반을 통과하지 않으므로 동의 후 투여 가능(단, 분만 10일 이내 환자는 금기)
- 최근 생검, 주요혈관 천자, 근육주사, 심폐소생술, 경미한 출혈/외상이 있는 경우는 신중투여

● **tPA 전 검사 결과 확인이 필요한 특수 상황**
- 혈액검사 확인: 혈액/종양질환, 항응고제 복용, 창백/저혈압, 간질환 병력/투약력 불분명
- 심전도와 흉부방사선영상 확인: 흉통, 저혈압(급성심근경색, 급성대동맥박리 가능성)

그림 2-4. **혈전용해제 투여 전 고려 사항**

중재술이 바로 필요하다고 판단되는 경우

① IV tPA 투여 전 고려사항

- 서울아산병원에서 사용하는 혈전용해제 투여 전 고려사항은 그림 2-4를 참조

② IV tPA 후 관리

- V/S: 2시간까지 15분마다, 이후 6시간 동안 1시간마다, 이후 16시간 동안 2시간마다 측정
- SBP < 180 mmHg, DBP < 105 mmHg
- 신경학적 검진: 6시간까지 1시간마다, 이후는 4시간마다 측정
- 24시간 동안 금식
- Bed rest
- 항혈전제는 24시간 동안 중단
- 주입 30분 이내 유지도뇨관 삽입 시 출혈 주의
- 주입 24시간 이내 L-tube, C-line, A- line 삽입 및 근육주사 시 출혈 주의
- 투약 후 약 24시간 째에 acute stroke MRI (CT head angiography, non-contrast CT) 확인

③ tPA로 인해 유발된 혈관부종(Angioedema)

A. **발생 빈도:** tPA를 사용한 환자의 1-5% 정도에서 발생

B. **위험인자:** 안지오텐신전환효소억제제(angiotensin converting enzyme inhibitor)를 사용하고 있던 환자에서 발생빈도가 더 높았음

C. **발생 양상:** 보통 tPA 투여 1시간 이내, 뇌경색 부위의 반대쪽 혀와 입 주변으로 발생하는데 이는 뇌섬엽(insular cortex)에서 비롯된 자동능 저하와 관련이 있다고 여겨짐

D. 발생 메커니즘(그림 2-5)

- Bradykinin으로 인한 것으로 알려짐

- tPA는 plasminogen을 plasmin으로 바꾸고 이는 kininogen을 잘라 bradykinin으로 만듦
- Bradykinin은 혈관확장제로서 혈관 투과율을 증가시켜 간질 내로 수액 이동을 야기

E. 치료

- 대부분 대증 치료만으로 충분하지만 증상이 심하면 기도삽관을 통한 기도 확보가 필요할 수도 있음
- 약물 치료로는 정해진 우선적인 치료는 없지만 corticosteroids, epinephrine, histamine antagonists, fresh frozen plasma (FFP), Icatibant (bradykinin B2 receptor antagonist), ecallantide (recombinant protein that inhibits Kallikrein), C1 esterase inhibitor 등이 도움이 될 수 있음

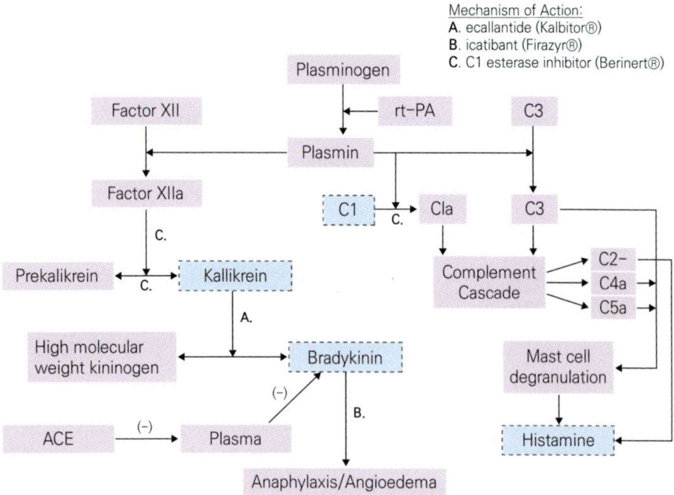

그림 2-5. 혈관부종 치료에 사용되는 각 약제들의 작용기전

표 2-4. tPA 사용 후 생긴 출혈 변환 시, 사용할 수 있는 길항제(2019 AHA/ASA guideline)

Reversal agent	사용 지침
Cryoprecipitate (factor VIII 포함)	10 U을 10-30분 동안 IV infusion (onset in 1 h, peaks in 12 h), fibrinogen level이 150 mg/dL 미만일 경우에는 추가 용량을 투여
Tranexamic acid	1000 mg을 10분 동안 IV infusion
ε-aminocaproic acid	4-5 g을 1시간 동안 IV로 투여하고, bleeding control이 될 때까지 1 g을 추가로 투여

④ tPA 사용 후 생긴 출혈변환 시 치료

- tPA 사용 후 출혈 등의 문제로 약물 역전이 필요한 경우 다음의 길항제를 사용(표 2-4)

(2) 동맥내 혈전제거술

- 동맥내 혈전제거술(intraarterial thrombectomy, IAT)에 대한 내용은 다음과 같다.

① IAT 포함기준(표 2-5)

- 증상 발생 6시간 이내의 뇌경색 환자 중 주요 뇌혈관(내경동맥, 중대뇌동맥의 M1, 기저동맥) 폐색이 확인된 환자
- 증상 발생 6-24시간 뇌경색 환자 중 주요 뇌혈관(내경동맥, 중대뇌동맥의 M1, 기저동맥) 폐색이 확인되고 뇌경색 범위가 작은 환자
- large infarction (ASPECTS < 6, Ischemic core ≥ 70 mL)은 동맥내 혈전제거술(intraarterial thrombectomy) 대상에서 제외하는 것이 일반적이었으나 몇몇의 전향, 후향연구 그리고 메타분석에서는 large infarction에서도 혈관내혈전제거술이 효과가 있을 수 있음을 보여주었음

표 2-5. **2019 American Heart Association/American Stroke Association guideline**

1. 증상 발생 0에서 6시간 이내 환자들 중 다음 기준을 만족하는 환자들은 stent retriever를 이용한 intraarterial thrombectomy를 받아야 함(권고수준 Ⅰ 근거수준 A)
   (1) 뇌경색 전 mRS 0- 1
   (2) ICA 혹은 MCA M1 폐색
   (3) 나이 ≥ 18세
   (4) NIHSS score ≥ 6
   (5) ASPECTS ≥ 6
   (6) 시술이 증상 발생 6시간 이내로 이뤄질 수 있는 경우

2. 증상 발생 6에서 24시간 이내 anterior circulation의 large vessel occlusion이 있는 환자들 중에서 증상 발생 6에서 16시간 이내이고 DAWN 혹은 DIFFUSE3 선별 기준을 만족하는 환자들은 mechanical thrombectomy가 권고(권고수준 Ⅰ 근거수준 A).

   증상 발생 16에서 24시간 이내이고 DAWN 설별 기준을 만족하는 환자들에서 동맥혈전제거술을 시행할 수 있음(권고수준 Ⅱa 근거수준 B-R)

Inclusion criteria of DIFFUSE3 trial
   (1) Ischemic core < 70 mL
   (2) Volume of ischemic tissue (perfusion image) to initial infarct volume ≥ 1.8
   (3) Absolute volume of potentially reversible ischemia (penumbra) ≥ 15 mL

Inclusion criteria of DAWN trial
   (1) Group A: 80세 이상, NIHSS 10점 이상, Infarct volume < 21 mL
   (2) Group B: 80세 미만, NIHSS 10점 이상, Infarct volume < 31 mL
   (3) Group C: 80세 미만, NIHSS 20점 이상, 31 ≤ Infarct volume < 51 mL

- 큰 뇌경색에서 혈관내혈전제거술의 효용성을 관찰하는 최근 6개의 임상연구(TENSION, LASTE, TESLA, RESCUE-Japan LIMIT, SELECT-2, ANGEL-ASPECT) 중 3개(RESCUE-Japan LIMIT, SELECT-2, ANGEL-ASPECT)가 완료되었고 3개 모두 약물단독군 대비 혈관내혈전제거술군에서 functional outcome이 더 좋게 관찰되었음
- RESCUE-Japan LIMIT 결과: 90일째 수정랜킨지수(modified Rankin scale, mRS)가 0에서 3인 환자들이 혈관내혈전제거술 군에서 31%, 약물단독군에서 12.7%로 관찰되었음[상대위험도: 2.43, 95% 신뢰구간(CI): 1.35-4.37,

P=0.002]. 그리고 모든 두개내출혈(intracranial hemorrhage)이 각각 58.0%과 31.4%로 관찰되었음(P<0.001)

- SELECT-2 결과: 90일째 좋은 예후로의 mRS 분포 이동은 혈관내혈전제거술군이 약물단독군보다 더 유리하게 관찰되었음(전반적인 교차비: 1.51, 95% 신뢰구간: 1.2-1.89, P<0.001). 혈관내혈전제거술군의 20%, 약물단독군의 7%에서 기능적 독립(functional independence; mRS 0-2)이 관찰되었음(상대위험도: 2.97, 95% 신뢰구간, 1.60-5.51). 하지만 혈관내혈전제거술은 여러 혈관부작용과 관련이 있었음(혈관박리, 뇌혈관 천공, 일시적인 혈관연축). 증상두개내출혈(symptomatic intracranial hemorrhage)은 혈관내혈전제거술군에서 1명, 약물단독군에서 2명이 관찰되었음
- ANGEL-ASPECT 결과: 90일째 좋은 예후로의 mRS 분포 이동은 혈관내혈전제거술군이 약물단독 군보다 더 유리하게 관찰되었음(전반적인 교차비: 1.37, 95% 신뢰구간: 1.11-1.69, P=0.004). 하지만 혈관내혈전제거술군에서 더 많은 두개내출혈이 관찰되었음.
- 각 임상연구의 요약은 표 2-6을 참조

② IAT 제외 기준

A. Absolute contraindication

- 뇌출혈 동반
- 대동맥 박리 동반
- 심각한 조영제 부작용

B. Relative contraindication

- 기대 여명 6개월 미만(예: 전이암)
- 기저 상태 불량(예: 식물상태)
- 뇌혈관 tortuosity가 심하여 폐색 부위 접근이 힘들 것으로 예상되는 경우
- 관류영상과 확산강조영상 병변의 불일치 영역이 작은 경우

II. 뇌졸중 진단 및 치료

표 2-6. 최근 large infarction 환자에서 혈관내혈전제거술의 효용성을 관찰하는 임상연구 요약

연구명	RESCUE-Japan LIMIT	SELECT-2	ANGEL-ASPECT
주요 영상 포함기준	• CT ASPECTS 3-5 or DWI ASPECTS 3-5	• ASPECTS 3-5 or ischemic core volume ≥50 cc	• ASPECTS 3-5 • ASPECTS>5 (>6 h) and core 70-100 cc • ASPECTS<3 and core 70-100 cc
NIHSS 점수	≥6	≥6	6-30
주요 제외 기준	• CT에서의 덩이효과 • 만성폐색의 임상증거 • 출혈의 고위험군 (platelet<40,000/μL, aPTT>50 s 또는 PT-INR>3.0)	• CT에서의 덩이효과 • CTA나 CTP 촬영불가 • 특별한 상황에서의 3-4.5시간째 tPA 사용* • 내경동맥박리, 대동맥박리, 다발폐색	• 난치고혈압 • CT에서의 덩이효과 • 다발폐색 • INR>1.7 또는 aPTT>35 s • 혈소판수 <100×10³ μL
일차결과	• 90일째 mRS score 0-3	• 90일째 mRS score 변화	• 90일째 mRS score

* 1) 나이>80, 2) 항응고제 복용 3) 예전의 뇌경색 및 당뇨병, 4) NIHSS>25, 5) 중대뇌동맥 영역 1/3이상 침범

③ IAT 고려 사항

A. IAT 시술이 필요할 것으로 예상되는 환자에 대해 MRA/CTA로 혈관 폐색을 확인되기 전에 뇌혈관중재팀에 미리 연락을 취함(예: NIHSS ≥8 + 피질 증상)

B. 혈관 폐색 확인 전이라도 환자의 증상, 시간, 검사실 상황 등을 감안하여 IAT 시행도 가능(예: noncontrast CT만 본 후 IAT 시행)

C. 폐색된 부위가 작은 혈관일 경우(중대뇌동맥의 M2 분지, 전대뇌동맥, 후대뇌동맥, 척추동맥) 뇌혈관중재팀과 상의하여 시술 결정

D. DWI에서 large hemispheric infarct이 확인되더라도 증상 발생 6시간 이내이면서 high density가 뚜렷하지 않고 중간선이동이 없다면 IAT 고려

E. IAT 적응증이 되는 환자에 대해 tPA 주입 종료를 기다리지 말고 곧바로 IAT를 시작

F. IAT 시술 중 스텐트 삽입술을 고려할 수 있음

G. IAT를 위해 일부러 전신마취를 시행하지는 않지만, 호흡곤란이 예상되는 경우에는 시술 전에 기관내삽관술을 시행

④ 영상 검사 제외 기준 (IVT & IAT)

A. 공통적 제외 기준

a) CT

- 급성 뇌내 출혈
- 중간선 이동과 함께 주요 덩이 효과(mass effect)
- CT에서 저밀도 병변이 MCA territory의 1/3 이상 차지
- 작은 양성 종양을 제외한 두개내종양

b) MRI

- 급성 뇌내 출혈
- 중간선 이동과 함께 주요 덩이 효과(mass effect)
- Dense한 DWI 병변이 MCA territory의 50%를 넘는 경우
- 이질적이거나 흐릿한 DWI 병변인 경우 MCA territory의 50%를 넘더라도 재관류치료를 고려
- 양성 종양을 제외한 두개내종양
- Early FLAIR (fluid attenuated inversion recovery) sequence change on the diffusion restricted area

B. 제외기준: IA thrombectomy (MRI)

- 관류확산불일치(PWI–DWI mismatch) 없음
- 다만, 불일치가 없더라도 DWI 병변이 이질적이거나 흐릿한 경우 thrombolysis를 고려

- 작고 양성으로 보이는 것을 제외한 두개내종양이 같은 뇌혈관영역에 급성기 뇌경색과 함께 발생한 경우

⑤ Thrombectomy 후 IV antipletelet therapy를 고려하는 경우

- 혈전용해술 후 불완전한 혈관재개통
- 심장성 색전의 원인이 없는 경우
- 혈소판풍부혈전(platelet–rich thrombi)가 의심되는 경우
- 위에 해당되어 IV antiplatelet therapy를 하는 경우 약제로 Tirofban 사용(p. 60, 'Tirofiban' 내용 참조)
  → Bolus (0.4 μg/kg/min을 30분간에 걸쳐 투약)
  → 지속주입(0.1 μg/kg/min를 24시간 동안)

2 뇌내출혈

1) 개요

(1) 급성뇌내출혈(intracerebral hemorrhage, ICH) 치료에서 가장 중요한 것은 환자의 기도유지, 적절한 호흡, 혈류역학(hemodynamic)의 안정임

(2) 출혈량이 많은 환자는 두개내압상승, 혼수, 기도보호기능의 상실 등으로 인하여 기관내삽관(endotracheal intubation)이 필요하고, 기도반사(airway reflex)를 유지하는 것이 중요

(3) 기관내삽관을 위한 진정제 또는 마취제 투여는 시술 중 발생할 수 있는 혈압 상승으로 인한 혈종의 확대 위험성을 낮출 수 있음

(4) 출혈량이 많은 환자는 의식이 저하되고 호흡이 곤란해져서 저산소증(pO_2 < 60 mmHg)과 고이산화탄소혈증(pCO_2 > 50 mmHg)이 발생하고 이는 혈관확장(vasodilation)을 통해 두개내압상승을 유발하고 뇌관류압(cerebral perfusion)을 감소시킴.

그러므로 기관내삽관 후에는 적절한 산소공급과 호흡이 이루어져야 함

(5) 치료목적의 과다환기(hyperventilation)는 두개내압상승으로 인한 뇌탈출(cerebral herniation)이 진행할 때 시작하여야 하며, 예방목적으로 과다환기를 하여서는 안됨

(6) 뇌내출혈의 진단과 치료를 위해서는 적절한 혈관 확보가 중요

2) 혈압관리

(1) 뇌내출혈 환자에서 수축기혈압을 160 mmHg 이하로 낮추는 것을 원발 목표로 하며 수축기혈압이 150 mmHg 이상인 경우는 140 mmHg까지도 낮출 수 있음

(2) 중증도 이하(출혈량 45 mL 이하)의 뇌내출혈 환자에서는 평균동맥압(mean arterial pressure)을 10–20 mmHg 정도 낮추어도 뇌혈류(cerebral blood flow)에 영향이 없음

(3) 출혈량이 45 mL 이상인 경우에서 만성고혈압 환자는 평균동맥압을 130 mmHg 이하로 조절

(4) 수술을 할 경우는 평균동맥압을 110 mmHg 이하로 유지

(5) 두개내압이 증가한 환자에서는 두개내압을 감시하는 것이 원칙이며 뇌관류압이 70 mmHg 이하로 감소하면 신경학적악화를 가속화할 수 있으므로 70 mmHg 이상 되도록 유지하는 것이 중요

3) 수술 고려

(1) 덩이효과(mass effect)를 줄이고 이차뇌손상을 예방함으로써 뇌손상을 최소화하려는 목적으로 수술을 하지만 현재까지의 연구 결과에서는 천막상출혈(supratentorial hemorrhage) 환자에 대한 혈종제거술은 최선의 내과적치료(best medical treatment)에 비해 이득이 없었고 의존도를 낮추지 못했음

(2) 혈종제거술은 증거가 적지만, 출혈량이 빠르게 증가하는 상황에서 뇌탈출이 발생하지 않도록 하기 위해 일부의 환자들에서 고려될 수 있음

※ 수술적 치료를 고려하는 경우

① 초기에 소뇌출혈의 양이 40 mL 이상이고 Glasgow coma scale (GCS) 14점 이하의 경우

② 3 cm 이상의 소뇌출혈이 뇌줄기를 압박하거나 뇌척수액 흐름이 차단되어 수두증을 유발하는 경우

③ 뇌내출혈의 원인이 뇌동맥류, 동정맥기형, 종양인 환자에서 혈종제거술이 예후를 호전시킬 수 있다고 기대되는 경우

④ 뇌실내출혈로 확장된 경우에는 예후를 호전시키고 사망률을 낮출 수 있다고 판단되는 경우 뇌실외배액술을 고려

4) 항응고제 사용 중 발생한 뇌내출혈의 치료

– 항응고제 사용 중 뇌내출혈 발생 시 다음을 참조(표 2-7)

5) 기타 고려사항

(1) 뇌내출혈 환자에서 초기발작은 5-19%에서 발생하며 급성기에는 발작을 치료할 목적으로 항경련제를 사용할 수 있고 한 달 안에 발작이 발생하지 않으면 항경련제를 중단할 수 있음

(2) 발열은 뇌손상을 악화시킬 수 있어 적극적인 치료를 제공

(3) 고혈당은 악화의 원인이므로 혈당 조절은 예후에 도움이 됨

표 2-7. **항응고제 사용 중 발생한 뇌내출혈 치료(2022 AHA/ASA guideline 참고)**

기본원칙
항응고제 사용 중에 뇌내출혈이 생겼다면 항응고제 사용을 중지하고 reversal agent를 바로 투여하는 것을 원칙
Vitamin K antagonist (warfarin 등)
Vitamin K 관련 뇌내출혈에서 INR이 2.0 이상이면 INR의 뇌내출혈의 진행 방지 및 INR의 빠른 교정을 위해 4-factor prothrombin complex concentrate (PCC)가 fresh-frozen plasma (FFP)보다 더 권장
Vitamin K 관련 뇌내출혈에서 PCC 등을 투여 이후에는 INR이 다시 증가하여 뇌내출혈이 악화되는 것을 방지하기 위해 vitamin K를 추가로 투여
Vitamin K 관련 뇌내출혈에서 INR이 1.3-1.9일 때도 PCC를 사용해 볼 수 있음.
DOACs
Direct factor Xa inhibitor 관련 뇌내출혈에서는 Andexanet alfa, 4 factor PCC (50 units/kg IV) 및 activated PCC (50 units/kg IV)를 사용해 볼 수 있음
Dabigatran 관련 뇌내출혈에서는 Idarucizumab (5 g)을 사용해 볼 수 있음. Idarucizumab을 사용할 수 없다면 activated PCC나 신대치요법(dabigatran의 체내 농도 경감 목적)을 사용해 볼 수 있음
Dabigatran이나 factor Xa inhibitor 관련 뇌내출혈에서 DOAC을 복용한 지 얼마 되지 않았다면 activated charcoal을 사용해볼 수 있음
Heparin
Unfractionated heparin, Low-molecular-weight heparin 사용 시에는, protamine을 투약 가능

* Andexanet alpha, PCC는 국내 도입 안되어 임상적 사용 불가능

뇌졸중 집중치료실에서의 접근 02

1 진단적 접근

1) 모니터링

(1) NIHSS

① 기본적으로 4시간 간격으로 확인

② Perdipine, phenylephrine을 지속적으로 주입하는 경우 2시간 간격으로 확인

③ tPA를 사용한 경우 처음 6시간 동안 1시간 간격으로 확인

④ 뇌혈관 중재술을 시행한 경우 차후 MR 전까지 2시간 간격으로 확인

(2) 임상관찰

① 기본적으로 4시간 간격으로 확인

② Nicardipine, phenylephrine을 지속적으로 주입하는 경우 2시간 간격으로 확인

③ tPA를 사용한 경우 처음 2시간 동안 15분 간격, 이후 6시간 동안 1시간 간격, 이후 16시간 동안 2시간 간격으로 측정

④ 뇌혈관 중재술을 시행한 경우 처음 24시간 동안 2시간 간격으로 확인

⑤ 목표혈압

- 뇌경색: SBP>220 mmHg까지 대부분 경과 관찰
- 시술 후: 시술 상태에 따라 혈압 목표가 결정
- 뇌내출혈 및 출혈변환: 대개 SBP<140 mmHg
- tPA: 투약 후 24시간 동안 SBP<180 mmHg, DBP<105 mmHg 유지

(3) 혈당

① 첫 24시간 동안 4회/일 측정
② 당뇨병이 있는 경우 4회/일 측정을 퇴원 시까지 유지
③ BST 250 mg/dL 이상 시 의사에게 보고
④ 지침: '2. 치료적 접근 4) 혈당 관리' 참조

(4) 심전도, 산소포화도: 지속적으로 측정

(5) 입원 시 사지 혈압 측정

① 대상: 뇌혈관 질환으로 입원한 모든 신경과 환자
② 환자 사정

A. 상지 혈압 이상 시 angiography (CT/MR/conventional) 등의 검사를 통해 쇄골하동맥과 팔머리동맥(brachiocephalic artery)의 협착 여부를 평가

B. 다리 혈압 이상 시 angiography (CT/conventional) 등의 추가 검사를 고려

C. 혈압 저하로 인한 증상 여부를 확인(예: 어지럼, 파행증)

③ 혈압 측정 부위와 방법

A. NIBP와 IBP의 차이가 있을 경우 검사 방법이 적절한지 먼저 검토(NIBP의 경우 팔 굵기를 감안한 커프 크기를 확인, IBP의 경우 영점 조절+카테터 내 공기방울이나 혈전 여부 + transducer 위치 등을 확인)

B. 혈압 측정 방법이 적절한 상태에서 상하지 혈압 차이가 확인(양팔 혈압 20 mmHg 이상 또는 상하지 혈압 30 mmHg

이상 차이 시) 된 경우, 우선 높은 쪽 혈압을 기준 혈압으로 선정하되, 환자의 임상양상, 전신 상태, 검사 소견 등을 고려하여 측정 부위를 최종 결정

C. 지속적인 관리가 필요한 경우 Alert 등록을 시행(서울아산병원의 경우)

④ 발목상완지수(Ankle–Brachial Index, ABI) 검사의 해석

– 측정한 사지 혈압을 근거로 발목상완지수를 계산하며 해석을 표 2-8을 참조

표 2-8. 발목상완지수 해석

ABI 결과	해석
≥1.3	상완 동맥의 협착, 하지 동맥의 석회화 경화도 증가
0.9< <1.3	정상
0.7< ≤0.9	하지 동맥 협착
≤0.7	하지 동맥 폐색

2) MR 추적 검사

– 서울아산병원 MR 추적 검사는 표 2-9을 참조

표 2-9. 급성기 뇌경색 환자의 MR 추적 검사(서울아산병원 예)

MR 추적 검사		- MR, Acute stroke brain <F/U> & Diffusion (without e') - 포함된 sequence: DWI, T1, T2, FLAIR, GRE, TOF - 소요시간: 20분
시기	EVT (+)	- 시술 다음날 MR, Acute stroke brain (f/u) & diffusion - 증상 발생 5 (± 1) 일째 f/u MR Diffusion+FLAIR 시행
	EVT (-)	- 증상 발생 5 (± 1) 일째 MR, Acute stroke brain (f/u) & diffusion 시행

EVT: endovascular treatment

3) 심장성색전 검사

(1) 심장성색전 검사 대상 및 검사 종류

① 과거력상 심방세동 또는 판막성질환 등의 심장성색전 요인이 분명한 경우

A. 심장내과 방문 및 검사를 지속적으로 한 경우 특별한 검사가 필요치 않음

B. 심장내과 방문이 중단되었거나, 마지막 심초음파 검사가 6개월 이상 지난 경우 심장초음파 시행

② 과거력상 심장질환이 없었으나 초기 심전도에서 심방세동 등의 심장성색전 요인이 새로 발견된 경우, 동반된 심장 질환 및 기타 다른 중재의 필요성을 확인하기 위해 심장초음파 및 홀터검사를 시행. 심초음파에서 이상 소견 발견 시 심장내과 협진

③ 원인불명색전뇌졸중(embolic stroke with unknown determined source, ESUS)이 의심되거나 과거력이 있는 경우, 또는 색전성 요인을 위한 검사가 필요하다고 판단되는 경우

④ 검사 종류

A. 홀터, 흉부경유심초음파, 식도경유심초음파, 또는 삽입형 심전도기록기 등을 고려

B. 홀터는 비용에 비해 얻을 수 있는 효과가 크며 24시간 또는 7일간 모니터링

(2) 홀터, 흉부경유심초음파 검사 대상

① 영상 검사상 비열공성뇌경색이고, 다음이 동반된 경우

② 흉부경유심초음파 시 agitated saline test를 통해 난원공 개존증 여부도 함께 평가함.

- MRA, CTA, 또는 TFCA상 뇌혈관이 정상인 경우
- 초기 영상 검사에서 근위부 혈관에 색전성 요인이 없이 경색 영역 혈관(유입동맥)의 주요 협착(>50%) 또는 폐색이 있고, 재검사 상 주요한 혈관재개통(잔여 협착≤50%)이 일어난 경우

[예: M1 폐색이 동반된 줄무늬체섬유막경색(striatocapsular infarct) → 재검사에서 M1 재개통]

- 초기 영상 검사에서 근위부 혈관에 색전성 요인이 없이 경색 영역 혈관(유입동맥)의 주요 협착(>50%) 또는 폐색이 있었으나, 혈관 재검사를 시행하지 않아 혈관재개통 여부를 알 수 없는 경우[예: M1 폐색이 동반된 줄무늬체섬유막경색(striatocapsular infarct) → 혈관 재검사를 하지 못한 경우]
- 죽상동맥경화 위험요인이 불분명한 젊은(<45세) 뇌경색

(3) 홀터 검사의 추가적 대상

① 심계항진 또는 실신의 과거력이 있는 환자

② 신체검진상 불규칙한 심장 박동 또는 불규칙한 맥박이 발견되었으나 정규 심전도상 주요 부정맥이 없는 환자

(4) 식도경유심초음파 추가적 대상

① 다음 상황이 의심되는 경우

A. 고위험 난원공개존증 여부 평가

B. 감염성 심내막염

C. 대동맥박리

D. 소모성 심내막염(marantic endocarditis)과 같은 비세균성심내막염

② Agitated saline study는 뇌경색 환자의 식도경유심초음파에서 정규적으로 시행

- 다만 다음과 같이 역행적색전(paradoxical embolism)이 의심되고(예: 폐색전, 폐고혈압, 심부정맥혈전증, 기침과 같은 발사바로 유발된 뇌경색) 식도경유심초음파를 시행할 수 없거나 검사를 실패한 경우 뇌혈관초음파-난원공개존증 검사로 대체

4) 원인불명색전뇌졸중 검사

(1) 진단 기준

– 원인불명색전뇌졸중(ESUS)는 다음의 경우 진단(표 2-10)

(2) ESUS 환자의 진단 검사 모식도(그림 2-6)

표 2-10. 원인불명색전뇌졸중(ESUS) 진단 기준

1. CT/MRI에서 열공성으로 진단되지 않은 뇌경색†
2. 뇌경색 부위의 두개내 또는 두개외 혈관에 50% 이상의 혈관협착으로 인한 죽상동맥경화가 없는 경우
3. 심장성색전의 위험의 주요한 위험인자가 없는 경우‡
4. 특별한 뇌경색 요인이 없는 경우(예: 혈관염, 박리, 편두통, 혈관연축, 약물중독 등)
* 24시간 이상의 심전도 리듬 모니터링을 포함한 최소한의 진단적 검사가 필요

† 열공성이란 최대 크기가 1.5 cm 이하(MRI 확산강조영상에서는 2.0 cm 이하)인 피질하 뇌경색을 의미하며, 이는 MRI 확산강조영상에서도 확인 가능하고 또한 대뇌 반구와 다리뇌의 작은, 관통성 뇌동맥 분포 지역에 발생

‡ 지속적 또는 간헐성 심방 세동, 지속성 심방 조동, 심내 혈전, 인공 심장판막, 심방 점액종 및 기타 심장 종양, 폐색성 판막 협착증, 최근(<4주) 심근 경색, 좌심실 산출계수 30% 미만, 판막증식증(valvular vegetations), 또는 감염성 심내막염

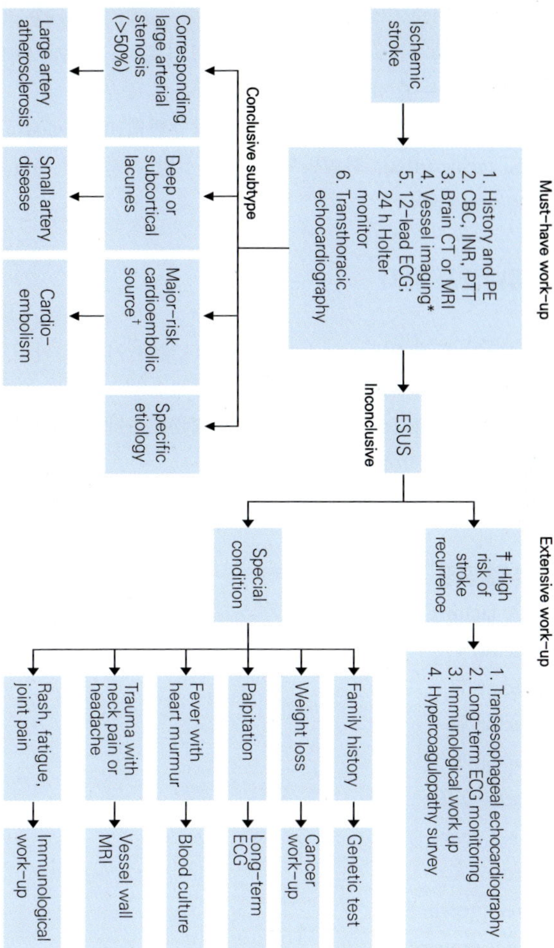

그림 2-6. ESUS 환자의 진단검사 모식도

(3) 삽입형심전도기록기(Implantable Loop Recorder, ILR) 대상

- 원인불명색전뇌졸중 환자에서 항응고치료의 금기가 없으며, 다른 설명 가능한 색전 원인이 없는 다음의 경우
  : 고령, 고혈압, 심부전, 비지속성심방빈맥(non-sustained atrial tachycardia), 좌심방확장증 [좌심방 지름>38 mm (여), >40 mm (남)]

5) 청년기뇌졸중 검사

(1) 대상

① 젊은 나이(45세 미만) 뇌경색 또는 TIA 환자이면서 과거력 및 검사에서 뚜렷한 위험요인이 없을 때

② 45세 이상의 환자에서 과거력, 심장 검사 등에서 뚜렷한 위험요인을 발견하지 못했을 때

(2) 채혈

① 정맥내혈전증

- RA factor
- Factor Ⅴ
- Factor Ⅶ
- Factor Ⅷ
- Factor Ⅸ
- Factor XII
- ANA titer
- Protein C
- Free protein S
- Total protein S
- Antithrombin III
- α2–antiplasmin
- Plasminogen
- APC 내성검사

- ANCA (ELISA) P-ANCA, C-ANCA
- Lupus anticoagulant
- ENA Ab [SS-A (Ro) & SS-B (La)]
- Beta2 GPI battery (IgG, IgM)
- ACA Battery (Anti-Cardiolipin Ab)
- Prothrombin gene
- F5 gene
- Fibrinogen

② 동맥내혈전, 또는 원인불명

- '정맥내혈전증' 관련 채혈
- 말초혈액도말검사
- DIC 관련 검사(FDP, D-Dimer)
- Lactic Acid (피검사 또는 뇌척수액)

③ 특수상황

- 빈혈과 심부정맥혈전증을 동반한 젊은 여자: 발작성야간혈색소뇨증(paroxysmal nocturnal hemoglobinuria)감별을 위해 Ham's test (sucrose lysis test)를 시행
- CADASIL 의심되는 경우(편두통 과거력, 다중 피질하 뇌졸중, 뇌졸중 과거력 등): 피부 생검

6) 모야모야병 검사

- 모야모야병(moyamoya disease)은 양측 또는 편측 내경동맥(internal carotid artery)과 윌리스고리(circle of Willis)를 구성하는 내경동맥의 가지들이 점차 협착 및 폐색을 보이면서 비정상 곁순환(collateral circulation)이 형성되는 것을 특징으로 하는 비교적 드문 질환
- 10-14살에 가장 호발, 30-40세에 드문 발현을 보이는데 호발 연령은 나라마다 다양

- 일본, 중국, 한국에 많고 여자와 남자의 비는 1.8:1 정도

(1) 모야모야병의 진단 기준

- 모야모야병의 진단 기준은 표 2-11을 참조

표 2-11. 모야모야병의 진단 기준, 2021

A. 영상 소견

뇌혈관조영술과 같은 영상 검사는 진단에 필수적이고 최소한 다음 소견들이 존재해야 한다. 한쪽 병터나 죽경화증 동반 병터에서는 다른 질환을 배제하기 위해 뇌혈관조영술이 필수적이다.

1. 뇌혈관조영술

(1) 말단 내경동맥의 협착이나 폐색
(2) 동맥기에서 협착이나 폐색 병터 근처의 모야모야혈관(비정상혈관망) 관찰
Note: 양쪽 및 한쪽 병터 모두 모야모야병으로 진단 가능

2. MRI 및 MRA

1.5 T나 그 이상(3.0 T가 더 유용)의 MRI나 MRA (time-of-flight; TOF)에서 다음 소견이 관찰되면 모야모야병은 진단 가능

(1) 말단 내경동맥의 협착이나 폐색
(2) Heavy T2강조영상에서 양쪽 말단 내경동맥 및 양쪽 중대뇌동맥의 수평분절 외경(outer diameter)의 감소
(3) MRA에서 기저핵 및/또는 뇌실주위백질 비정상혈관망 관찰
Note: MRI에서 두개 이상의 flow void가 최소한 한쪽의 기저핵 및/또는 뇌실주위백질에서 관찰되면 비정상혈관으로 간주할 수 있음
Note: 죽경화병터와 감별하기 위해 heavy T2강조영상에서 연관된 혈관 외경의 감소를 확인하는 것이 중요함

B. 감별진단

모야모야병은 병인이 잘 밝혀지지 않은 질환임. 다음과 관련된 뇌혈관병터가 제외되어야 함
(1) 자가면역질환(전신홍반루푸스, 항인지질항체증후군, 결절다발동맥염, 쇠그렌증후군 등)
(2) 수막염
(3) 뇌종양
(4) 다운증후군
(5) 1형 신경섬유종증
(6) 두부 방사선조사 후에 생긴 뇌혈관병터

진단적 접근

A-1의 (1)과 (2) 또는 A-2의 (1)에서 (3)이 만족되어야 하고 B가 제외되어야 한다.

- 'Definite moyamoya disease'와 'Probable Moyamoya disease'의 개념이 처음 제시된 1978년도만 하더라도 두 개념 간의 발병기전 관련성이 명확하지 않은 상태였음
- 하지만 많은 연구에서 단측성 모야모야병에서 양측성 모야모야병으로의 진행이 드문 현상이 아님이 밝혀졌고, 2011년 RNF213 gene이 모야모야병의 발병기전에 중요한 역할을 하는 것이 알려졌으며 단측성과 양측성 모야모야병의 유전적 환경 요인이 비슷하다는 것을 알게되었음
- 따라서 2021년 진단 기준에서는 'Definite'와 'Probable'의 개념을 지우고 편측 병변만으로도 모야모야병을 진단할 수 있게 되었음. 그리고 모야모야병의 혈관은 음성재형성(negative remodeling)을 한다는 내용이 밝혀져서 2021년 진단 기준에 반영되었고 이에 따라 혈관벽 MR (vessel wall MR)이 모야모야병을 진단하는 데 많은 도움이 되고 있음
- RNF213에 대한 연구는 꾸준히 진행되어왔고 RNF213 gene mutation이 모야모야병뿐만 아니라 두개강외 혈관 협착, 폐동맥성 고혈압, 신동맥협착 등 여러 시스템에 걸쳐 혈관병증과 연관이 있다는 것이 밝혀졌고 'RNF213-related vasculopathy'라는 개념도 발생

(2) 모야모야병 진단에 도움이 되는 소견

① 과거력 문진을 통해 모야모야병을 의심할 만한 병력이 있는지 살펴봄. 예) 과호흡일 때, 악기 불 때, 뜨거운 것을 식히려고 불 때, 울 때 허혈성 증상이 있었는지 등

② RNF213의 유전자다형태(polymorphism)가 가족형에서 95%, 산발형에서 79%로 보고되고 있으며 RNF213과 이른 발병 및 나쁜 예후의 상관성에 대한 보고도 있어 모야모야병이 의심되는 환자에서 검사해 볼 수 있음

③ 혈관조영술

앞의 표에서 언급한 소견 외에도 후대뇌동맥로부터의 연수막 측부순환혈관(leptomeningeal collateral vessels), 눈동맥, 외경동맥, 척추동맥 등으로부터의 경막문합(transdural anastomosis)을 확인할 수 있음

④ MRI/MRA

- 미세출혈 존재는 성인기의 두개내출혈 발생과 연관이 있어 MRI에서 이를 찾는 것이 중요
- 'Ivy sign'으로 불리는 FLAIR에서의 연수막의 고신호강도는 연수막문합을 통해 흘러가는 충혈된 연막 혈관계(engorged pial vasculature)의 느린 흐름을 반영하며 이는 뇌혈관예비능 감소를 의미

⑤ Vessel wall MR

- 증상 유무와 관계없이 주로 혈관벽의 동심성증강(concentric enhancement)을 보임[죽상경화증에서는 증상이 있을 때 주로 편심성증강(eccentric enhancement)을 보임]
- 주로 혈관벽의 외경 감소를 보임(음성재형성)

⑥ 경동맥초음파

- 외경동맥의 뇌혈류 속도 증가는 측부 순환의 활성을 의미
- Champagne bottle neck sign: 팽대부의 내경동맥 직경이 심하게 줄어들어 총경동맥 직경의 반보다 작아지는 현상(모야모야병의 진행을 의미, 단 죽상동맥경화로 내경동맥 직경이 줄어든 경우와 감별이 필요)
- Diameter reversal sign: 내경동맥 직경이 외경동맥 직경보다 작아지는 현상

7) 암으로 인한 뇌경색 검사

(1) 암으로 인한 뇌경색의 원인

- 암이 동반된 환자의 뇌경색 원인을 다음을 참고(표 2-12, 그림 2-7)

표 2-12. 암이 동반된 환자의 뇌경색 원인

기전	특징
과응고상태인 경우	
뇌혈관내 응고	D-dimer 상승, 광범위한 전신 경색 혹은 뇌경색, 파종성 암(disseminated cancer), 패혈증
비세균성 심내막염	D-dimer 상승, 광범위한 전신 경색 혹은 뇌경색, 뇌혈류초음파에서 미세색전 관찰, 파종성 암(disseminated cancer) 선암(adenocarcinoma)
역설적 색전(paradoxical embolism)	D-dimer 상승, 정맥내유치카테터, 정맥내혈전증 과거력, 부동(immobilization)
과응고상태가 아닌 경우	
큰동맥죽상경화(대동맥 죽상경화 포함)	흡연, 혈관성 위험인자, 흉부/목/두부 방사선치료
심근병증	Anthracycline와 trastuzumab을 이용한 항암치료, 흉부 방사선치료, 심장 질환, 심장 질환 관련 증상
감염성 심내막염	정맥내유치카테터, 패혈증, 최근 침습적 시술
종양성 색전	원발성 폐종양, 흉부 부위 수술, 뇌경색부위에 후속 전이
혈관염	면역억제치료, 곰팡이 또는 바리셀라 감염, 혈관내 림프종

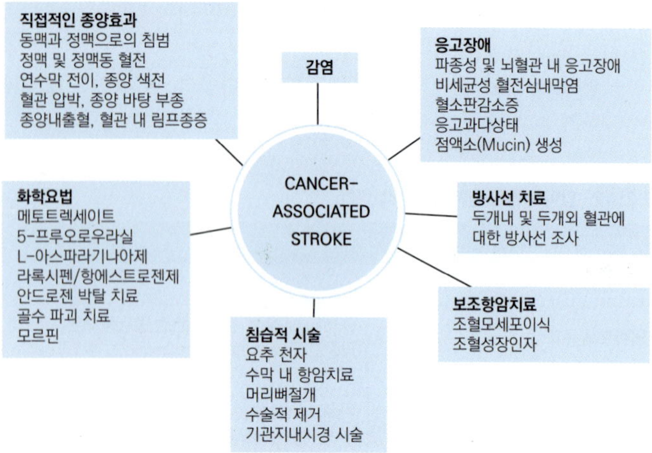

그림 2-7. **암으로 인한 뇌경색 원인 모식도**

(2) 암으로 인한 뇌경색의 진단적 접근

- 과거력 문진을 통해 암의 유무(과거 질환 포함), 사용된 치료 방법, 약제, 암과 관련된 증상들(체중 감소, 야간발한, 발열 등)을 확인
- 뇌영상검사(주로 MRI)에서 암과 연관된 뇌경색의 특징(색전성 양상, 다중 혈관 범위 침범 등) 및 원발성 뇌종양 유무, 연수막 침범 여부(조영증강 MRI 필요) 등이 있는지 확인
- 피검사를 통해 응고병증과 관련된 d-dimer나 Fibrinogen의 증가, 염증표지자인 c-reactive protein (CRP)나 erythrocyte sedimentation rate (ESR) 증가, hematocrit 감소, 종양 표지자인 carbohydrate antigen (CA) 125, CA 19-9 등의 증가가 있는지 확인
- 흉부경유심초음파 및 식도경유심초음파를 통해 비세균성심내막염 등의 색전성 원인이 있는지 확인

- 뇌혈류초음파를 통해 미세색전 유무도 확인이 가능
- Abdomino-pelvic computed tomography (APCT), chest computed tomography, Proton emission tomography (PET) 등을 통해 숨겨진 암을 검진

8) 뇌졸중과 관련된 유전자 검사

- 뇌졸중과 관련된 유전자 검사는 표 2-13 참조

표 2-13. 뇌졸중과 관련된 유전자 검사

질환	Mode of inheritance	Gene/Protein /Gene locus	뇌경색 메커니즘	일반적 임상 증상
뇌졸중을 주로 일으키는 단일 유전자 질환				
Cerebral autosomal dominant arteriopathy with subcortical infarcts and leukoencephalopathy (CADASIL)	Autosomal dominant	NOTCH3/NOTCH3 / 19p13.12	소혈관질환	허혈성 뇌졸중, 백질병, 편두통, 정신증상, 치매
Cerebral autosomal recessive arteriopathy with subcortical infarcts and leukoencephalopathy (CARASIL)	Autosomal recessive	HTRA1/ HtrA serine peptidase-1 /10q26.13	소혈관질환	허혈성 뇌졸중, 백질병, 조기 탈모, 척추변형증
Familial amyloid angiopathy	Autosomal dominant	APP/β-amyloid precursor protein / 21q21	작은 피질 혈관파열	대뇌뇌엽출혈, 미세출혈, 백질병, 치매, 아밀로이드 발작(amyloid spells)
Collagen 4 (COL4A1) mutations	Autosomal dominant	Col4A1/α1 chain of collagen type 4 / 13q34	피질 및 피질하혈관 파열	피질과 심부 출혈, 두개내 동맥류, 혈뇨, 낭성신장질환
Moyamoya disease	Autosomal dominant	RNF213/E3 ubiquitin ligase / 17q25	두개내혈관 협착 진행	뇌경색 또는 뇌출혈
뇌졸중이 발현되는 유전 질환				
Ehlers-Danlos type 4	Autosomal dominant	Col3A1/type III procollagen / 13q34	동맥 박리	대동맥, 신장, 비장, 장골 동맥 박리; 동맥류/가성동맥류; 내장 및 근육파열; 임신 중 자궁파열

질환	Mode of inheritance	Gene/Protein /Gene locus	뇌경색 메커니즘	일반적 임상 증상
Fabry disease	X-linked	GAL/α-galactosidase A / Xq22.1	큰혈관 및 소혈관질환	뇌경색과 혈관병증; 혈관각화증, 각막 탁도 및 백내장, 신경병증(말초감각이상, 땀분비저하), 신부전
Marfan syndrome	Autosomal dominant	FBN1/fibrillin 1 / 15q21.1	동맥박리와 심장성 색전증	뇌경색, 동맥 파열, 척추측만증, 오목가슴, 대동맥 확장, 판막기능부전/심부전, 수정체아탈구 (ectopia lentis)
Mitochondrial encephalopathy with lactic acid and stroke-like episodes(MELAS)	Maternal	Mitochondrial DNA (MTTL1)/ mitochondrially encoded tRNA leucine 1 (UUA/G); others	에너지 및 대사성 기능 장애	혈관성 경계가 뚜렷하지 않은 뇌경색, 키가 작음, 발달 지연, 발작, 시력 손실, 근육병, 당뇨병
Smooth muscle α-actin mutation-associated disorders	Autosomal dominant	ACTA2/smooth muscle α-actin / 10q23.31	모야모야증	뇌경색, 심혈관질환, 흉부대동맥 동맥류, 모야모야증
Hereditary endotheliopathy with retinopathy, nephropathy and stroke(HERNS)47 [also called Retinal vasculopathy with cerebral leukodystrophy (RVCL)]	autosomal dominant	TREX1/DNA exonuclease / 3p21.31	미세혈관합병증	시력 소실, 인지 문제, 뇌졸중 관련 증상, 신기능저하
Pseudoxanthoma elasticum	autosomal recessive	ABCC6 / 16p13.11	동맥성 고혈압과 죽상동맥경화증 진행	굽힘근 근처 피부의 구진(papule), 시력 소실, 고혈압, 동맥 박리
Homocystinuria	autosomal recessive	CBS, MTHFR, and other / 1p36.22	죽상동맥경화증 진행	다양, 인지 문제, 근시, 렌즈 이탈, 골다공증, 혈전색전
Neurofibromatosis type 1 (von Recklinghausen's disease)	autosomal dominant	NF1/ GTPase activating protein / 17q11.2	완전히 이해되지 않은 혈관병증	Café-au-lait skin spots, 신경섬유종, 시신경종양, 뇌경색, 두개내동맥류

질환	Mode of inheritance	Gene/Protein /Gene locus	뇌경색 메커니즘	일반적 임상 증상
Hereditary hemorrhagic telangiectasia (Osler-Weber-Rendu disease)	autosomal dominant	다양	폐동정맥기형으로 인한 역설적 색전증	피부혈관확장증, 폐-뇌-장기에서의 동정맥기형, 뇌내출혈, 뇌경색
유사 뇌졸중(mimic stroke)과 연관된 유전질환				
Hereditary diffuse leukoencephalopathy with spheroids	autosomal dominant	CSF1R/ Macrophage colony-stimulating factor 1 receptor / 5q32	미엘린과 축삭손상시 전은 명확하지 않음	운동장애를 동반한 성인기에 발현된 치매와 경련
일반적 유전적 변이				
TSPAN2	Common variant	TSPAN2/ tetraspanin-2 / 1p13.2	혈관발달과 죽상동맥경화증	큰동맥죽상경화 뇌경색
FOXF2	Common variant	FOXF2/forkhead transcription factor / 6p25.3	소혈관질환;뇌혈관의 평활근세포 및 혈관주위세포(pericyte) 보호 이상	모든 뇌졸중, 소혈관 뇌졸중 및 조기발병 또는 광범위한 백질병
ABO	Common and rare variants	ABO/blood group protein / 9q34.2	혈전증	혈전증, 뇌경색
HDAC9	Common and rare variants	HDAC9/histone deacetylase / 7p21.1	죽상동맥경화증	큰동맥죽상경화 뇌경색
PITX2	Common and rare variants	PITX2 / 4q25	동방결절 발달 및 이온채널조절; 심장 전도 조절; 심방세동	심장성색전뇌졸중, 심방세동
ZFHX3	Common and rare variants	ZFHX3 / 16q22.2-q22.3	심방세동	심장성색전뇌졸중, 심방세동

② 치료적 접근

1) 항혈전제

(1) 뇌경색 환자의 항혈전제 사용

① 혈전의 생성 기전 및 종류

: 혈전은 보통 혈관 손상을 복구하는 과정에서 생성되며 '혈소판 응집' + '혈액 응고' 두 단계로 이루어짐(그림 2-8, 그림 2-9)

② 혈전의 종류

A. 백색혈전(white thrombus): 섬유소그물 + 혈소판

- 혈소판활성화 부위 발생
- 큰동맥죽상경화증(large artery disease, LAD) (in situ thrombosis, artery to artery embolism, branch atheromatous disease)과 연관
- 항혈소판제가 효과적임

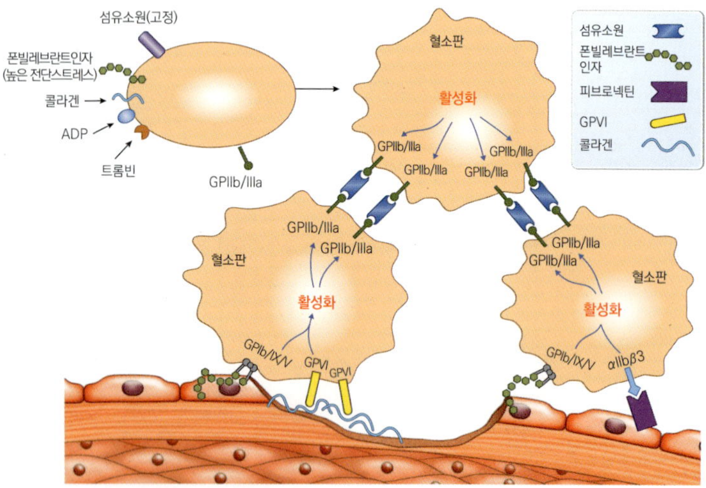

그림 2-8. 혈소판 응집과정

B. 적색혈전(red thrombus): 섬유소그물 + 적혈구
- 혈류 저류 부위 발생
- 심장성색전증(cardiacembolism, CE) 또는 뇌정맥혈전증(cerebral venous sinus thrombosis, CVT)과 연관
- 항응고제가 효과적임

③ 항혈전제 종류
- 혈전 생성을 방지하는 항혈전제는 크게 항혈소판제와 항응고제로 구분
- 약제 선택 시 고려사항: 뇌졸중 발생 기전(TOAST 분류),

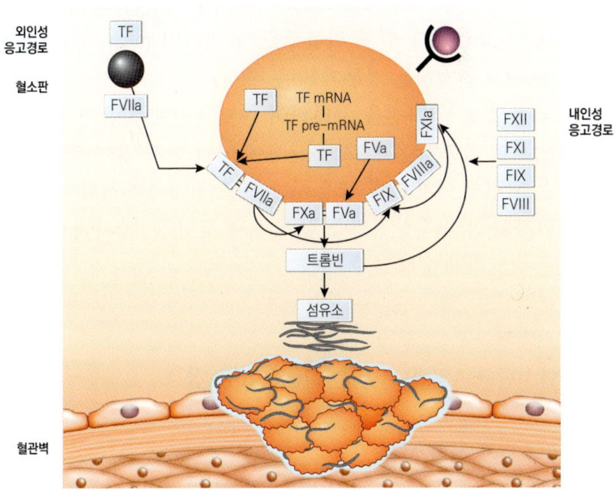

외인성 응고경로	손상된 혈관벽, 활성화된 혈소판에서 생성된 TF (tissue factor)가 활성화 된 응고인자VIIa (FVIIa)와 혈소판표면에서 결합하여 활성화 응고인자Va (FVa) 존재 하 응고인자Xa (FXa)를 통해 트롬빈과 섬유소를 생성을 유도한다.
내인성 응고경로	손상된 혈관벽의 콜라겐에 혈액이 노출되면 혈액 속의 응고인자XII (FXII)의 활성화가 이루어져서 순차적으로 응고인자XI (FXI), 응고인자IX (FIX), 응고인자VIII (FVIII)가 활성화되어 외인성경로에서와 마찬가지로 Va (FVa) 존재 하 응고인자Xa (FXa)를 통해 더욱 트롬빈과 섬유소 생성을 촉진한다.

그림 2-9. 활성화된 혈소판과 연관된 혈액응고 활성화 과정

뇌졸중 환자의 현재상태(심장질환, 간질환, 신부전, 혈액질환 동반 여부/ 추후 수술, 시술 가능성/병용하고 있는 약제 등), 발병 후 경과기간, 항혈전제의 약리학적 특성 등

- 장기간 사용해야 하므로 '안정성', '가격', '환자의 선호도', '변화하는 환자의 특성'에 대해서도 고려

④ 퇴원 후 뇌경색 환자의 항혈전제 사용은 어떻게?

- 현재까지 발표된 주요 임상시험[CHANCE(2013), POINT(2018), SPS3(2012), CSPS.com(2019)]의 결과를 고려하여 경미한 허혈성 뇌졸중 또는 고위험 일과성허혈발작(transient ischemic attack, TIA) 환자에게 뇌경색 발생 1달 또는 3달까지는 dual antiplatelet agent를 사용하고, 이후 뇌경색 예방 효과보다 출혈 위험도를 고려하여 mono antiplatelet agent로 변경하는 경우가 많음
- 뇌경색 발생 기전을 고려하여 항혈소판제 사용이 달라질 수 있으며 표 2-14은 TOAST 분류에 따라 현재 많이 사용되고 있는 뇌경색 이차 예방 약제 처방 기준에 대해 제시함
- 환자의 상태(죽상경화증 정도, 출혈 경향 등)에 따라 약제 사용은 다양하게 선택될 수 있음

(2) 항혈소판제

- 항혈소판제의 작용 부위는 그림 2-10을 참조

① 항혈소판제 투약 지침

A. 입원 전 복용 중인 항혈소판제를 확인, 복용하지 않고 있던 경우에는 항혈소판제 투약 시작(뇌졸중진료지침 참고)

B. 재관류치료가 예정된 경우, aspirin 250-300 mg과 clopidogrel 300 mg 투약

C. 환자의 상태 및 순응도에 따라 약물 용량, 투여 시점은 달라질 수 있음

표 2-14. TOAST 분류 및 시간에 따른 뇌경색 이차 예방을 위한 항혈전제 투약 방법

TOAST 분류 / 뇌졸중 발생 후 시간	Large artery atherosclerosis (LAA)	Small vessel occlusion (SVO)	Caridoembolism (CE) [nonvalvular A.fib]	Cardioembolism (CE) [nonvalvular A.fib 이외의 다른 원인; LV thrombus, MS, MI, LV cardiomyopathy]	Undetermined
1주~1달 (또는 3달)	aspirin + clopidogrel	aspirin + clopidogrel or aspirin + cilostazol	NOAC	Warfarin	aspirin + clopidogrel
3달 이후	aspirin or clopidogrel	aspirin, clopidogrel, cilostazol 단독 요법 또는 aspirin + cilostazol	NOAC	Warfarin or 유지 여부 확인 검사 필요	aspirin or clopidogrel
출혈 위험성 (ICH, CMB)	cilostazol or triflusal	cilostazol	Low dose NOAC or LAAO	NOAC or low INR or 개별적 약제 적용	

* low EF; < 30%, A.fib; atrial fibrillation, MS; mitrial valve stenosis, MI; myocardiac infarction, LV; left ventricle, ICH; intracranial hemorrhage, CMB; cerebral microbleeds, LAAO; left atrial appendage occlusion

- Aspirin은 NSAID (특히 이부프로펜) 투약 시 aspirin의 효과를 떨어뜨릴 수 있어, 장기간 NSAID 복용 시 주의
- Clopidogrel은 양성자펌프억제제[proton pump inhibitor (PPI), 특히 omeprazole, esomeprazole]와 함께 복용 시 CYP2C19에서 같이 대사되어 항혈소판효과를 감소시킴 → CYP2C19 작용이 낮은 pantoprazole, rabeprazole을 선택하거나 H2 blocker, 최근 개발된 P-cab (potassium-competitive acid blocker, 기존 PPI 단점인 위산 의한 활성화 없이 양성자펌프에 작용, fexuprazan, teoprazan) 먼저 선택해서 사용
- Cilostazol은 두통 부작용이 발생하기 쉬워, 처음부터 일시적으로 두통약을 동시에 처방하거나, 적은 용량부터 단계적으로 증량하여 투약. 시간이 경과하면서 점차 두통은 완화됨
- Pletaal SR (sustained release)의 경우 식전(30분 전) 투약 권

고됨. 음식과 같이 섭취하는 경우 SR form의 bioavailability 가 유의미하게 증가하기 때문

- Ticlopidine은 중성구감소증, 간독성(hepatotoxicity) 부작용 있어 약물 투약 후 1달 이내 AST/ALT, CBC 확인 및 이후에도 정기적 follow up 필요함. 이런 점 때문에 제한적으로 사용
- 항혈소판제는 속쓰림 부작용 있을 수 있어 위점막에 대한 자극이 적은 식후 30분 후 복용하는 것이 좋으나, 환자의 약물 순응도에 따라 달라질 수 있음. 제제 중 장용정/장용

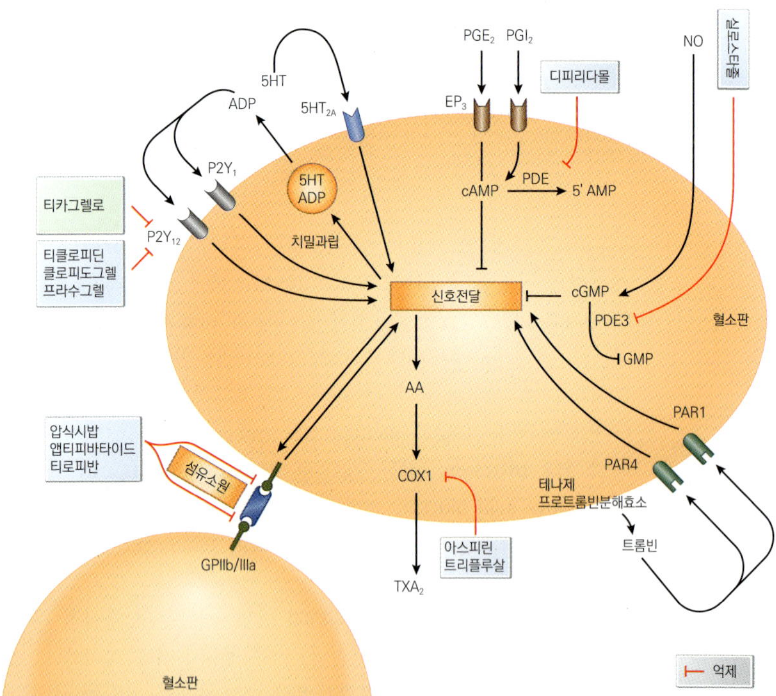

그림 2-10. 항혈소판의 작용 부위

캡슐 aspirin은 식전복용도 가능
- 항혈소판제 특성 및 용법은 다음을 참조(표 2-15)
- 비심장성색전뇌졸중의 항혈소판 치료 지침은 표 2-16를 참조

② 항혈소판제 저항성 - ARU, PRU (P2Y12) 및 CYP2C19 gene 확인

- 항혈소판제 투여한 일부 환자들에서 항혈소판효과가 떨어지는 항혈소판제 저항성이 나타날 수 있음
- Aspirin 저항성: Aspirin 복용하는 환자의 혈소판기능을 분석하여 혈소판응집력의 저하가 기대치보다 낮은 경우를 말하며, 실험실적 검사에서 5–40% 환자에서 아스피린 저항성(resistance)이 발견됨
- Clopidogrel 저항성: Clopidogrel을 활성화하는 체내효소인 CYP2C19는 몇 가지 유전자다형태(polymorphism)을 갖고 있는데, 일부 아형에서 clopidogrel의 활성화가 빨리 이뤄지지 않아 항혈소판효과가 낮은 경우를 지칭하며 다른 원인에 의해서도 발생 가능
- 항혈소판제 저항성은 약물 복용 중에도 뇌경색이 재발하는 위험 요인이 될 수 있음. 따라서 보고된 항혈소판제의 biochemical resistance, 임상적 상황을 고려하여 사람마다 약물 효과에 대한 차이가 있을 수 있음을 인지하고, 필요시 검사 및 약제 변경을 고려하는 것이 필요

A. 항혈소판제 저항성 검사의 임상적 의의
- 항혈소판제 복용 환자에서 약물저항성 진단(예, 항혈소판제 복용 중 뇌경색 재발 시, 약물저항성 평가)
- 수술 및 침습적 시술 시 혈소판 기능 및 지혈기능 평가
- 항혈소판제 복용 전 혈소판 기능 진단

B. 채취방법 및 검사 방법
- 환자 검체 채혈 시 첫 tube는 폐기용으로 2 mL 채혈하여

표 2-15. 항혈소판제 특성 및 용법

약물	작용기전	가역성	작용시작	작용종료*	부작용	비고
경구용						
아스피린 (aspirin)	COX-1 inhibitor	irreversible	30 min-1 h	7-10일	출혈, 위장관 장애, 위궤양	
클로피도그렐 (clopidogrel)	P2Y12수용체 inhibitor	irreversible	2-8 h	7-10일	출혈, 발진. 중성구감소증, TTP(드묾)	유전적 다형태에 따른 효과 가변성, aspirin보다 출혈경향 적음
실로스타졸 (cilostazol)	PDE inhibitor	reversible	2-4 h	1-2일	두통, 빈맥, 설사, 어지러움, 발진	두통, 빈맥, 이로 인한 약물 중단 흔함, 출혈경향성이 낮음
트리플루살 (triflusal)	COX-1 inhibitor	irreversible	2 h	7-10일	위장관 장애	낮은 출혈 부작용, 대규모 임상연구 부족
티클로피딘 (ticlopidine)	P2Y12수용체 inhibitor	irreversible	2-8 h	7-10일	출혈, 위장관 장애, 발진. 중성구감소증, TTP (드묾), 간독성	clopidogrel보다 부작용이 흔함
프라수그렐 (prasugrel) (effient®)	P2Y12수용체 inhibitor	irreversible	30 min-4 h	7-10일	출혈, 위장관장애	clopidogrel보다 높은 출혈, 뇌졸중에 적응증 없음
티카그렐로 (ticagrelor) (brilinta®)	P2Y12수용체 inhibitor	reversible	30 min-4 h	3-5일	호흡곤란, 출혈, 요산 및 크레아틴 상승	첫 주에 심실휴지(ventricular pause)
디피리다몰 (dipyridamole)	PDE inhibitor	reversible			두통, 어지러움, 저혈압. 홍조, 위장관장애, 발진	Aspirin과 병용하여야 효과적임
주사제						
티로피반 (tirofiban)	Glycoprotein IIb/IIIa inhibitor	reversible	30 min	2-4 h	출혈	출혈 경향 적음 (Glycoprotein IIb/IIIa 수용체 친화력 낮음), bolus 사용 후 abciximab과 비슷한 효과
압식시맙 (abciximab)	Glycoprotein IIb/IIIa inhibitor	irreversible	10-30 min	48 h/ 8-15일 (minimal residual activity)	출혈, 혈소판감소증	

* 지속적으로 복용/투약 중에 항혈전 효과 소실되는 기간

** 혈전성 혈소판감소성 자반(thrombotic thrombocytopenic purpura, TTP)

버린 후 citrate tube에 채혈
- 환자 검체는 채혈 후 30분–4시간 내에 검사를 실시
- 검체는 냉장 또는 냉동시키지 않음

표 2-16. 비심장성색전뇌졸중의 항혈소판치료의 국내의 권고사항, 뇌졸중 진료 지침 2015 개정판

아스피린

심장성색전증을 제외한 뇌경색과 일과성허혈발작 환자들은 허혈 증상 재발 방지를 위해 하루 50-300 mg 사이의 아스피린을 사용할 수 있다(근거수준Ia, 권고수준A).

티에노피리딘 계열

1. 클로피도그렐 단독투여는 아스피린 단독투여, 또는 아스피린과 서방형 디피리다몰(dipyridamole)의 병합투여와 함께 비심장성 허혈뇌졸중 환자의 일차 선택약제로 사용할 수 있다(근거수준Ib, 권고수준A).
2. 아스피린에 과민증이 있는 환자에게는 클로피도그렐 등 다른 항혈소판제가 권장된다(근거수준Ib, 권고수준A).
3. 티클로피딘은 아스피린과 비교하였을 때 뇌졸중의 이차예방에 도움을 줄 수 있다(근거수준Ib, 권고수준A). 하지만 호중구감소증 등의 위험성이 있으므로 투약 시 주의가 필요하다(근거수준Ib, 권고수준A).

기타 항혈소판제

1. 실로스타졸 단독치료는 비심장성뇌졸중 환자, 특히 열공성 뇌경색 환자에서 뇌졸중의 이차예방에 사용할 수 있다(근거수준Ia, 권고수준A).
2. 저용량의 아스피린과 서방형 디피리다몰을 함께 사용하는 것은 뇌졸중의 이차예방을 위한 초기 치료로 사용할 수 있다(근거수준Ib, 권고수준A).
3. 트리플루살은 아스피린이나 클로피도그렐을 사용하기 어려운 경우에 뇌졸중의 이차예방 목적으로 고려될 수 있다(근거수준Ib, 권고수준A).
4. 뇌출혈을 포함한 심각한 출혈의 위험이 있는 환자에게 항혈소판제치료가 필요할 때, 실로스타졸 또는 트리플루살은 뇌졸중의 이차예방을 위해서 추천될 수 있다(근거수준Ib, 권고수준A).

항혈소판제 병용치료

1. 심장성색전증을 제외한 허혈뇌졸중이나 일과성허혈발작의 재발을 막기 위해 아스피린과 서방형 디피리다몰의 병합투여는 아스피린 단독투여에 비해 효과적일 수 있다(근거수준Ia, 권고수준A).
2. 뇌졸중의 이차예방을 위해서 클로피도그렐과 아스피린의 병합투여는 심장동맥질환(unstable angina, non Q-wave MI)을 동반한 일부 환자에게는 효과적일 수 있으나, 두개내출혈의 위험성이 있으므로 이를 고려하여 사용하여야 한다(근거수준Ia, 권고수준A).
3. 실로스타졸은 증상두개내동맥협착 환자에게 고려될 수 있다(근거수준III, 권고수준B).

- 병동에서 채혈한 검체는 기송관을 이용하지 않고 즉시 인편으로 검사실에 전달
- 약물에 따른 채혈 가능 시간
  - Aspirin 100 mg 7일 이상 복용한 경우는 복용 시간에 상관없이 채혈, 부하 용량 투약(loading)한 경우는 투여 2시간 이후 채혈
  - Clopidogrel 300 mg 이상 복용 시는 8시간 후에, 600 mg 복용 시는 6시간 후에 채혈.
  - ReoPro (abciximab), clitinab (abciximab)은 투여 중단부터 14일 후, integrilin (eptifibatide), agrastat (tirofiban)은 투여 중단 3일 후부터 검사 가능

C. 주의사항

- 검체용기: Citrate를 사용한 용기에 채혈된 전혈
- 부적합 검체: 응고된 검체, 부분 응고된 검체, 채혈 후 4시간이 지난 검체

D. 근거값

a) Aspirin assay

- <520 ARU: Response (혈소판 기능억제가 탐지된 것으로 Aspirin이 작용하고 있다는 의미)
- >520 or <580 ARU: Borderline
- >580 ARU: Non-response (혈소판 기능 억제가 탐지되지 않으며 Aspirin이 작용하지 않고 있다는 의미)

b) P2Y12 assay

- <240(~275, 한국인은 275까지) PRU: Response (clopidogrel이 작용하고 있다는 의미)
- >240~275 PRU: Non-response (clopidogrel 저항성이 있음, 즉 clopidogrel이 작용하지 않고 있음)

E. 저항성 확인 시 대안

ARU와 P2Y12검사에서 저항성 확인 시 뇌경색 재발을 방지하기 위해 항혈소판제를 추가하는 것에 대한 의학적 근거는 아직

부족하나 통상적으로 임상에서 대체 약물이 다음과 같이 사용
- aspirin 저항성 확인 시 → aspirin을 증량
- clopidogrel 저항성 확인 시
  → GRAVITAS trial에 의하면, clopidogrel의 증량은 저항성 개선에 효과가 없는 것으로 보고되어 증량하지 않음
  → CHANCE2 trial subanalysis에 의하면, ticagrelor를 대신 투약 또는 cilostazol을 대신 투약해 볼 수 있음

F. CYP2C19 gene test
- 초기 연구들은 clopidogrel 사용 전후의 혈소판 기능 결과를 비교하여 반응 정도에 따라 '클로피도그렐 저항성'을 정의하였으나, 실제 임상에서 치료 전후의 혈소판 기능검사를 시행하는 것은 어려움
- Cloipidogrel 사용 중 보이는 혈소판 억제가 불충분한 고혈소판 활성도(high on-clopidogrel platelet reactivity, HPR)라고 하며, 이것이 심혈관질환환자의 허혈임상사건 발생과 유의한 관련성 있음이 확인됨.
- Clopidogrel은 산화과정을 거쳐 체내 활성화 상태로 변화하는데 여러 CYP 효소 중 CYP2C19이 가장 주된 역할을 하는 것으로 알려져 있고, 한국인을 대상으로 한 연구결과들에서 CYP2C19 gene의 기능저하 대립유전자(loss-of-function allele, *2~*8)를 가지고 있는 경우가 HPR에 가장 영향을 주는 인자로 밝혀짐
- 동부 아시아인들(한국, 일본 및 중국)에서는 CYP2C19*2/*3 변이 유전자 유병률이 60-65% 관찰, 서양인에서 25% 정도 관찰된다고 보고
- 따라서, 국내에서 클로피도그렐 저항성을 보이는 환자의 경우, 임상적으로 필요시 CYP2C19 gene 검사까지 시행해 볼 수 있겠음.

③ Tirofiban

A. Tirofiban은 Gylcoprotein IIb/IIIa inhibitor 기전으로 빠른 작용과 약물효과가 빠르게 사라지는 장점이 있음. 최근 뇌경색 환자에서 비급여 승인되어 아래의 경우에 서울아산병원에서 사용하고 있음

B. 대상환자 기준

- 급성 허혈성 뇌경색으로 동맥내 혈전용해술을 시행함에 있어서 urokinase나 tPA 등 기존의 혈전용해제에 저항성을 보이는 환자
- 뇌동맥류 코일 색전술을 시행함에 있어서 혈소판 응집에 의한 혈전색전증이 발생하여 혈전용해술이 요구되는 환자

C. 용법/용량

- 5% 포도당수용액 250 cc 또는 0.9% 염화나트륨수용액 +tirofiban (agrastat) 12.5 mg (50 mL) 1vial mix
- 초기용량 0.4 ug/kg/min을 10분 동안 IV 주입 후, 상황에 따라 유지용량 0.1 ug/kg/min을 24시간 동안 유지

D. 투여기간(투여중단 시기 포함)

- 24시간 이내, 출혈이 의심되는 경우 그 이전에도 투여 중단
- 항혈전효과를 지속하기 위해서는 tirofiban 중단하기 1시간 전 dual antiplatelet agent 투약이 필요

E. 주의사항

- Heparin, aspirin과 병용투약 및 heprain과 동일한 정맥카테터 동시 투여도 가능하나, heparin, aspirin 그리고 다른 항혈소판제(예; clopidogrel)와 이 약을 병용 투여하였을 때 출혈부작용이 보고
- 혈전용해제(병용투여 혹은 이 약 투여 전 48시간 이내의 혈전용해제 병용투여) 혹은 출혈의 위험을 증가시킬 수 있는 약(예; 경구 항응고제, 다른 비경구 GPⅡb/Ⅲa 억제제, 덱스트란 용액)과의 병용투여 추천되지 않음
- 뇌혈관 시술 중이나 이후에 투여 시 femoral artery sheath와

관련된 출혈이 많이 보고 되어 주의 필요. femoral artery sheath를 제거한 후 표준압박법을 이용하여 적절한 지혈을 할 수 있도록 주의

- 투여 전, 일시정맥주입(bolus) 또는 부하(loading) 주입 후, 6시간 이내 및 그 후 이 약 투여 중 적어도 매일 1회씩(유의한 감소가 있는 경우 더욱 자주), 혈소판수, 헤모글로빈 및 헤마토크리트치 측정이 필요
- 중증신장애 환자(eGFR<30 mL/min/1.73 m^2) 경우, 통상 주입속도의 반으로 투여
- 디아제팜과는 배합금기이므로, 이 약과 디아제팜은 같이 투여하지 않음

(3) 항응고제

- 항응고제의 특성 및 용법은 표 2-17을 참조

① 항응고제 적응증

- 심장성색전뇌졸중(cardioembolic stroke)이거나, 다른 원인의 뇌졸중 중 일부에서 뇌경색 재발 방지를 위해서 항응고제가 사용
- 임상에서 항응고제를 많이 사용하게 되는 뇌졸중 원인은 아래를 참조
  - A. 과거력과 심전도를 포함한 생리학적 검사에서 색전을 유발할 수 있는 심장질환이 있으며 출혈 위험성이 높지 않은 경우
  - B. 응고병증: 단백질 C,S 결핍증, 항인지질 항체 증후군 등
  - C. 뇌정맥혈전증(cerebral venous thrombosis, CVT)의 경우
  - D. Cancer associated stroke의 경우에는 항응고요법이 뇌졸중 재발에 도움이 됨. NOAC은 이 경우에 적응증이 없어서 LMWH을 주로 사용함. 그러나 서울아산병원은 의학연구윤리심의위원회 승인을 받아 자렐토 15 혹은 20 mg

표 2-17. 항응고제 특성 및 용법

약물	작용기전	반감기	배출	권장용법	감량용법*	감량기준	금기사항	식사관련 및 비고
경구용								
다비가트란 (dabigatran)	Factor IIa inhibitor	12-14 h (심한 신부전 27.5시간, 혈액투석 34.1시간)	80% 소변	150 mg 1일 2회	110 mg 1일 2회	나이≥75세, CrCl = 30-50 mL/min 체중<50 kg, 출혈위험도증가 P당단백질 억제제 병용	CrCl<30 mL/min 고도비만*	경관 투여 금기
리바록사반 (rivaroxaban)	Factor Xa inhibitor	9-13 h	35% 소변 (66% 간)	20 mg 1일 1회	15 mg 1일 1회	CrCl = 15-50 mL/min 출혈위험도증가	CrCl<15 mL/min 고도비만	경관 투여 가능 10, 20 mg 용량은 음식물과 함께 섭취 권고
아픽사반 (apixaban)	Factor Xa inhibitor	8-15 h	27% 소변 (대부분 대변)	5 mg 1일 2회	2.5 mg 1일 2회	다음 중 2개 이상 시 나이 ≥ 80세, 체중 ≤ 60 kg Cr>1.5 mg/dL	CrCl<15 mL/min 고도비만	경관 투여 가능
에독사반 (edoxaban)	Factor Xa inhibitor	9-11 h	50% 소변	60 mg 1일 1회	30 mg 1일 1회	CrCl = 15-50 mL/min 체중≤ 60 kg P당단백질 억제제 병용(*최소용량 존재 15 mg 1일 1회 출혈위험성 높은 고령 CrCl 15-30 mL/min)	CrCl<15 mL/min 고도비만	경관 투여 가능
와파린 (warfarin)	비타민K의존성 응고인자 억제 (II, VII. IX, X)	20-60 h	간대사 후 소변 배출 92%	Nomogram 따라, PT (INR) target				말기신부전환자에서도 사용 가능, PT 모니터링 필요, 약/음식 상호작용 ↑
주사제								
헤파린 (heparin)	AntithrombinIII activation (IIa,Xa)	60-90 min	소변					aPTT 모니터링
아가트로반 (argatroban)	Factor IIa inhibitor, 가역적, 직접적	30-60 min	0% 소변					
LMWH (Low molecular weighted heparin)								
에녹사파린 (enoxaparin)	AntithrombinIII activation (Xa)	4.5 h	40% 소변	1 mg/kg 1일 2회 SC		CrCl<30 mL/min**		
달테파린 (dalteparin)	AntithrombinIII activation (IIa,Xa)	2.5 h 신부전시 3-7 h	소변	200 unit/kg 1일 1회 SC			CrCl< 30 mL/min**	

* kidney function, 나이, 체중, 출혈경향성 등에 따라 감량 용법을 더 다양하게 조절할 수 있다
* P당단백질억제제(amiodarone, verapamil, dronedarone, quinedarone, quinidine, cyclosporine, tacrolimus, tamoxifen, clarithromycin, erythromycin, ketoconazole, itraconazole)
* 고도비만(body mass index ≥ 40 kg/m^2 또는 체중 >120 kg)
* CrCl = creatinine clearance; Cr = creatinine
* LMWH의 감량기준, 금기사항 기준은 venous thromboembolism (VTE) treatment 기준으로 함

을 허가초과 비급여로 한시적으로 사용 가능(2023년도 기준)

② **항응고제 투약지침**

A. 심장성색전증으로 인한 뇌경색이 확인된 경우 뇌경색 크기와 출혈변환 여부 등을 고려하여 출혈위험이 적을 경우에는 급성기부터 항응고제를 시작. 출혈에 대한 위험 정도는 HASBLEDs score를 참고할 수 있음(표 2-18)

B. MCA total or subtotal infarct 또는 large subcortical infarct인 경우는 급성기에는 즉각적으로 항응고제를 시작하는 것은 권장되지 않음. 이 기간 동안에는 주로 aspirin을 사용

C. 최근 가이드라인의 변화를 살펴보면,

- 급성기 심장성색전뇌졸중이 확인된 경우 항응고제 사용 시점에 대하여 2020년 개정된 유럽 심장학회의 가이드라인에서는 1–3–6–12 days rule의 권고사항이 단순화되어, 뇌졸중 발생 2주 이내에 항응고제를 사용하는 것을 권고(그림 2-11)
- 2021년 미국 뇌졸중학회의 가이드라인에서는 광범위한 뇌경색 병변을 가진 환자에서는 출혈변환 및 뇌출혈의 위험을 고려하여 뇌경색 발생 14일 이후 항응고제의 투여를 권고[광범위한 뇌경색: NIHSS>15, 동맥영역 전체(complete arterial territory) 병변 또는 2개 이상의 다발성 동맥 영역의 병변]
- 최근에는 급성기에 빠른 항응고제 투여가 예후에 좋다는 연구 결과도 확인되고 있어, 급성기 시 약제 사용 시점에 대해서는 연구 동향을 추후 확인하는 것이 필요

표 2-18. HAS BLEDs score

Letter	Clinical characteristics	Points awarded
H	Hypertension	1
A	Abnormal renal and liver function (1 point each)	1 or 2
S	Stroke	1
B	Bleeding	1
L	Labile INRs	1
E	Elderly (e.g. age>65 years)	1
D	Drugs or alcohol (1 point each)	1 or 2
	- 'Hypertension' is defined as systolic blood pressure >160 mmHg - 'Abnormal kidney function' is defined as the presence of chronic dialysis or renal transplantation or serum creatinine ≥200 umol/L - 'Abnormal liver function' is defined as chronic hepatic disease (e.g. cirrhosis) or biochemical evidence of significant hepatic derangement (e.g. bilirubin > 2 X upper limit of normal, in association with aspartate aminotransferase/alanine aminotransferase/alkaline phosphatase > 3 X upper limit normal, Etc.) - 'Bleeding' refers to previous bleeding history and/or predisposition to bleeding. E.g. bleeding diathesis, anemia, etc. - 'Labile INRs' refers to unstable/high INRs or poor time in therapeutic range (e.g. <60%) - 'Drug/alcohol use' refers to concomitant use of drugs, such as antiplatelet agents, non-steroidal anti-inflammatory drugs, or alcohol abuse, etc.	Maximum 9 points

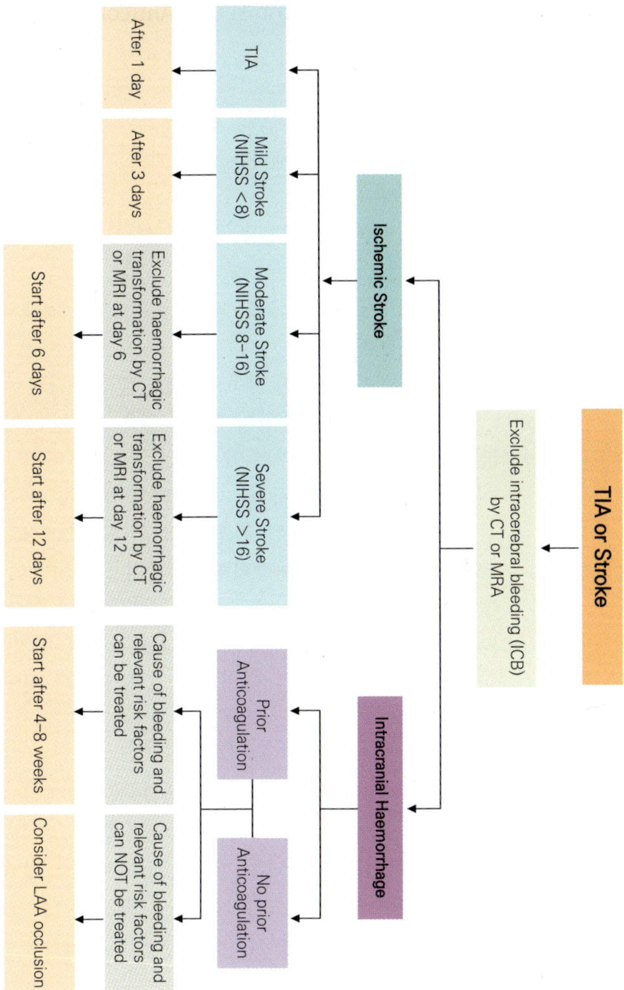

그림 2-11. 1-3-6-12 days rule, 2013년 European heart rhythm association (EHRA)의 기준

③ NOAC (Non-vitamin K antagonist Oral Anticoagulant)

A. NOAC 특징

- DOAC (direct oral anticoagulant)이라고도 불림
- 간접항응고제인 warfarin과 달리 활성응고인자에 직접적으로 작용하여 혈전생성을 억제하는 약제 기전
- Warfarin과 비교하여 장점
  - 항응고효과가 일정하여 항응고 정도를 모니터링하지 않아도 됨
  - 혈중 최고농도도달시간이 짧고 직접 응고인자를 억제하여 항응고효과 발현이 빠름
  - 반감기가 짧아 복용 중단 시 항응고효과도 빨리 사라져 수술이나 시술 등 항응고효과 중단이 필요할 경우 조절이 용이
  - 음식물과의 상호작용 및 다른 약제와의 상호작용이 적음

    → 이에 심장성색전뇌졸중 중 가장 많은 비중을 차지하는 '심방세동'이 확인된 경우, 'CHA_2DS_2 VAS score' (표 2-19) 2점 이상에 해당되며, 이 환자들의 뇌경색 예방약제로 과거에는 warfarin이 처방되었으나 현재는 warfarin과 비교하여 뇌졸중 예방효과가 열등하지 않고 출혈 부작용이 적은 이점 등으로 NOAC이 처방되고 있음

B. NOAC 투약 지침

- '비판막심장질환에 의한 심방세동' 확인된 심장성색전뇌졸중 환자의 경우 NOAC을 사용 시작함
  - 항응고제 사용 적응증이 되는 심방세동 환자에서 뇌졸중 예방을 위해 현재 warfarin보다 NOAC이 권고됨
  - 판막성 심장질환 정의: 중증도 이상의 승모판협착증, 류마티스성 판막질환, 기계 판막

  → 2016년 유럽 심장학회 가이드라인에서는 비판막성 vs 판막성 심방세동 개념이 사라졌으나 판막성 심방세동의 경우 NOAC 보다는 warfarin 사용이 권고되고 있음

- 이외 심부정맥혈전증, 폐색전증 확인 시 사용 가능함(위 경우 NOAC 사용 시, 뇌졸중 환자에서 사용하는 NOAC과 용량 및 사용 기간이 다를 수 있으므로 확인하여 처방)
- NOAC은 신배설되는 약제로
  - 신기능이 안 좋은 환자에서는 약제 용량을 감량하거나, 약물 시작 시점 및 약제 사용 중 정기적인 신기능 확인이 필요
  - 말기 신부전 환자에서는 상대적으로 신배설이 적은 apixaban 사용을 권고하며, NOAC을 쓸 수 없는 경우에는 warfarin을 투약
- NOAC의 항응고효과는 통상적인 응고검사(aPTT, PT)로는 정확하게 평가할 수 없으나 약물 복용 시 순응도 확인에 도움

참고) dabigatran → aPTT 상승, Factor Xa 억제제(rivaroxaban, apixaban, edoxaban) → PT 상승

표 2-19. CHA_2DS_2 VAS score

Letter	Risk factor	Score
C	Congestive heart failure/LV dysfunction	1
H	Hypertension	1
A_2	Age ≥ 75	2
D	Diabetes mellitus	1
S_2	Stroke/TIA/thrombo-embolism	2
V	Vascular disease	1
A	Age 65-74	1
S	Sex category (i.e., female sex)	1
	- Congestive heart failure/LV dysfunction means LV ejection fraction < 40% - Hypertension includes the patients with current antihypertensive medication - 'Vascular disease' means prior myocardial infarction, peripheral artery disease, aortic plaque	Maximum score 9

- 각 NOAC의 특징에 따라 환자에게 적합한 약제를 선택하도록 함(표 2-20, 표 2-21)

C. 약제 변경

- Warfarin → NOAC: Warfarin 중단 후 INR≤2.0 확인되는 시점에 NOAC 시작
- NOAC → Warfarin: Warfarin 시작 후 INR>2.0 확인되는 시점에 NOAC 중단

* rivaroxaban, apixaban, edoxaban은 PT-INR이 가양성으로 나타날 수 있기 때문에 NOAC 투여 직전에 PT-INR 채혈

- 항혈소판제 → NOAC: 항혈소판제 중단과 함께 곧바로 NOAC 시작
- Heparin → NOAC: Heparin 중단 2-4시간 경과 후 NOAC 시작
- LMWH → NOAC: LMWH 중단 후 다음번 LMWH 투약 시점에 NOAC 시작
- NOAC → Heparin/LMWH: NOAC 중단 후 다음번 NOAC 투약 시점에 Heparin/LMWH 시작

표 2-20. 각 NOAC의 장단점

	장점	단점
다비가트란 (dabigatran)	110 mg은 주요출혈 위험 적은 편 150 mg 와파린 대비 우월	와파린보다 위장관 출혈 위험성이 높음(150 mg) 캡슐 채 복용
리바록사반 (rivaroxaban)	하루 1번 복용	와파린보다 위장관 출혈 위험성이높음 음식물과 함께 복용
아픽사반 (apixaban)	중증도 신장애 환자에서 최고 용량까지 사용 가능한 NOAC 출혈 위험성이 적은 편 아스피린과 비교된 유일 NOAC으로 출혈 경향이 비슷하며, 전신색전증, 허혈뇌졸중에 효과가 더 좋음	하루 2번 복용
에독사반 (edoxaban)	하루 1번 복용 주요출혈 위험 적은 편	와파린 보다 위장관 출혈 위험성이 높음(60 mg)

D. NOAC 복용 중 출혈 시 대처 방법
- NOAC 복용 중 출혈 시 대처 방법은 다음을 참조(그림 2-12)

④ Warfarin

A. Warfarin 특징
- 비타민K의 환원을 억제하여 전구상태의 혈액응고인자 II, VII, IX, X 및 단백질 S, 단백질 C가 활성화되는데 필요한 비타민 K 에폭시드환원효소의 작용을 억제해 간에서 응고인자 합성을 억제함
- 최대혈중농도는 90분 이내, 반감기는 20-60시간이며, 항응고 효과는 복용 2-7일 사이에 나타남
- 간접항응고제에 속함
- 심방세동에 의한 뇌경색 확인 시 과거에는 warfarin이 많이 사용되었으나 출혈 위험도는 낮고, 예방효과는 warfarin과 비교하여 열등하지 않은 NOAC이 사용되면서 현재 사용이 줄고 있음

표 2-21. 대한부정맥학회, 특수상황에서의 NOAC 사용지침

적절한 항응고치료를 함에도 불구하고 재발하는 뇌졸중	Dabigatran 150 mg bid
중증도 신기능 장애 (CrCL 15-49 mL/min)	Apixaban 5 mg bid, rivaroxaban 15 mg qd, dabigatran (CrCl 30-49 mL/min), edoxaban 30 mg qd
위장관 출혈의 고위험군	Apixaban 5 mg bid or Dabigatran 110 mg bid
소화불량 및 위장관 불쾌감	Apixaban 5 mg bid, rivaroxaban 20 mg qd, edoxaban 60 mg qd
High risk of bleeding (HAS-BLED ≥3)	Dabigatran 110 mg bid, Apixaban 5 mg bid, edoxaban 60 mg qd
함께 복용하는 약이 많거나 하루 1회 복용을 원하는 경우	rivaroxaban 20 mg qd, edoxaban 60 mg qd

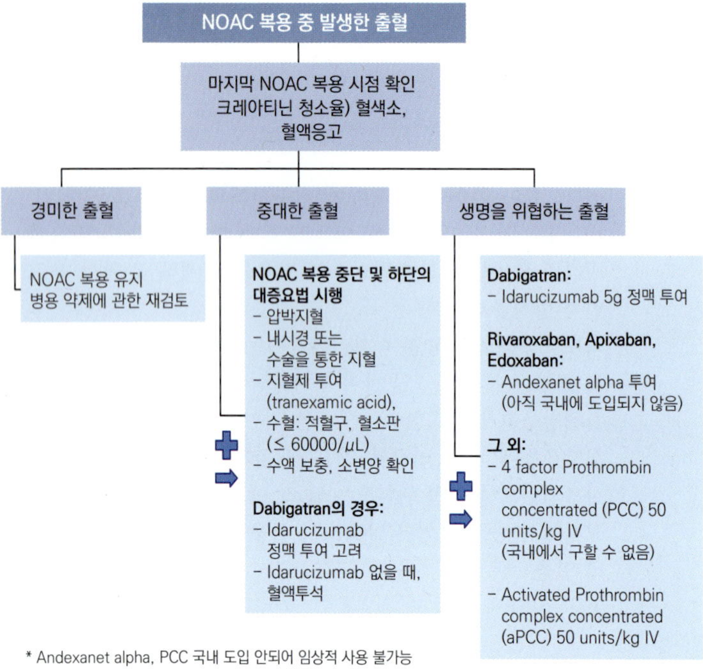

* Andexanet alpha, PCC 국내 도입 안되어 임상적 사용 불가능

그림 2-12. NOAC 복용 중 출혈 시 대처방법 모식도

B. Warfarin 복용

a) 판막성 심방세동(중등도 이상의 승모판 협착증), 류마티스성 판막질환(심방세동 동반 여부와 관계 없이), 기계식인공심장판막, 좌심실 혈전, 급성 심근경색(2–4주 이내), 동기능 부전 증후군, 항인지질 항체 증후군의 경우 warfarin 적용대상이 될 수 있음

b) Warfarin의 항혈전효과와 역설혈전생성(paradoxical hypercoagulability) 특성을 고려하여 약물을 시작하여야 함
   - warfarin을 섭취하더라도 이미 활성화된 혈액응고인자들이

작용하므로 항응고효과가 나타나는데 수일(2-7일)이 걸림

- 또한 Warfarin 복용 후 첫 2-3일 간은 혈전형성이 촉진될 가능성이 있음
  (역설혈전생성: warfarin 영향을 받는 혈액응고인자 중 II, VII, IX, X 는 혈액응고를 촉진하고, 단백질 S, C는 혈액응고 억제하는 인자로, warfarin 복용 후 가장 먼저 단백질 C가 억제되고, 이후 II. IX, X가 비활성화 되어 응고 경향이 높은 상태가 발생)
  → 이를 방지하기 위해 첫 며칠간(INR>1.7 되기 전까지)은 LMWH과 같은 다른 속효성 항혈전제와의 병용이 필요

c) Warfarin은 음식, 약물과 상호작용이 많아, 모니터링이 필수적이며, 환자에게 이에 대한 교육이 필수적임

d) Warfarin의 주요 부작용은 출혈로, 활동성 출혈 또는 최근 주요 출혈 병력이 있을 시, 출혈 위험성이 높을 시 주의 필요

e) 말기 신부전 환자에서 NOAC 쓸 수 없는 경우에는 warfarin을 투약함

C. Warfarin 용량 및 모니터링

a) 초기부하용량은 환자의 연령과 몸무게를 고려하여 10 mg, 7 mg 혹은 5 mg으로 시작할 수 있음

b) 아래의 경우 warfarin nomogram 적용 시 주의를 요함 (부록 4-2. 와파린 조절 참고)

Warfarin Nomogram 적용 시 주의를 요하는 경우

- Warfarin 시작 당시 PT INR > 1.3인 경우
- 두개내외 출혈이 있는 경우
- ALT/AST 상승 등 간질환이 의심되거나 있는 경우
- Phenytoin, cortisol 등 항응고효과를 상승시킬 만한 약제를 사용하고 있는 경우 등

c) heparin (or LMWH) 등 항혈전제를 치료적 농도에 도달하기 전까지 같이 사용하도록 함
  - 보통 therapeutic range는 PT INR 1.5–2.5배(INR 2–3)로 유지
  - INR 1.7 이상인 경우 함께 사용하던 heparin 및 항혈전제 중단

d) Warfarin 시작 2일 후(AMC protocol: warfarin 복용 3일째 아침)부터 PT INR 확인
  - 치료적 농도에 도달되고 약 2일 동안 잘 조절이 될 때까지는 매일 측정 → 2–3회/주 for 1–2주 → 4주에 한번으로 횟수를 줄일 수 있음

e) 색전성 위험이 높은 뇌졸중 환자(혈전이 있거나 PT–INR이 치료적 범주에 있었음에도 재발한 경우 등) 인 경우에는 2.0–2.5배(INR 2.5–3.5 정도)로 유지하고, INR 2.0 이상인 경우 heparin 중단

f) 65세 이상의 환자는 와파린에 대한 대사율 감소로 인해 PT–INR이 증가될 수 있어 출혈고위험군에 속함

D. Warfarin 복용 중 출혈 시 대처방법

a) 기계식인공심장판막 등 뇌경색 발생 고위험 환자에서 warfarin를 중단할지 또는 계속 복용할지는 상황에 따라 달라질 수 있음

b) 출혈의 원인에 따라서, 반복성 출혈이 없는 경우에는 아래와 같이 고려
  - Warfarin 치료적 농도 이상일 때 출혈 발생 시 → 중단함, 출혈이 멈추거나 원인이 교정되면 warfarin 다시 시작
  - Warfarin 치료적 농도일 때 출혈 발생 시 → 목표치를 INR 2.0–2.5로 낮게 유지(심방세동 있는 환자에서 INR 목표치를 1.5–2.0로 하는 것은 비효과적) 혹은 항혈소판제로 대치

c) 반복출혈 위험 시 해당 파트와 상의하여 결정

d) 상호작용이 있는 약물을 확인(표 2-22)

e) INR 증가된 경우 항응고제 중재

- INR 증가 시 출혈 위험도가 높아질 수 있으므로 INR이 증가된 원인을 찾기 위해 약물 및 음식 복용력 및 출혈 소견에 대해 잘 문진/진찰해야 하며, 그 수치에 따라 warfarin 중단 / Vitamin K SC or IV / Fresh frozen plasma (FFP) IV 방법을 사용하여 적절한 조절이 필요
- 특별한 원인이 없을 경우 아래와 같이 조절
    - 치료적 농도<INR<5이면서 임상적으로 중요한 출혈이 없고 빠른 교정이 필요치 않을 때
      : Warfarin 용량을 감량 혹은 1번 생략하고 다음 날부터 낮은 용량으로 투여(원하는 범주에 도달했는지 보면서 용량 조절)
    - 5<INR<9 이면서 출혈이 없고, 출혈에 선행하는 위험요인이 없을 때
      : 2일 이상 중단, INR 모니터링 하면서 투여 시기 결정
    - INR>9 이나, 임상적 출혈이 없는 경우
      : Warfarin 치료 일시적으로 중단
      혈전 위험이 높지 않은 경우, FFP 2 unit을 IV로 주사하고, 낮은 용량의 Vitamin K 1–2.5 mg를 IV로 천천히 투여 하는 것을 고려

표 2-22. Warfarin과 상호작용이 있는 대표적인 약

계열	종류
해열, 진통제	아스피린, 폰탈, 인도메타신, 록소닌, 파록시캄, 세레브렉스, 메칠살리실레이트롤
감기약	옥소라민(페브론, 카로스)
항생제	에리스로마이신, 메트로니다졸, 박트람, 항진균제
위장약	시메티딘, 오메프라졸, 트리메부틴
기타	생약, 한약, 녹즙, 건강보조식품

- 심각한 출혈과 와파린 과용량으로 빠른 교정이 요구되는 경우
  - ▪ Warfarin 치료를 일시적으로 중단
  - ▪ FFP 4 unit을 IV로 투여. 투여 후 바로 INR 확인
  - ▪ IV vitamin K 투여 방법

    ▷ Vitamin K 10 mg (1 cc)+ N/S이나 D5 50 cc에 mix해서 10-20분간 천천히 투약
    ▷ anaphylaxis에 유의
    ▷ 주입 속도는 1 mL/min을 넘지 않도록 함

  - ▪ 약을 주입한 후 6시간이 지난 후에 채혈을 통하여 약의 효과를 판정하는 것이 추천
  - ▪ 재채혈한 INR 결과에 따라 FFP와 Vitamin K의 투여를 반복할 수 있음.
  - ▪ 생명에 위협적인 출혈의 경우, Factor VIIa 사용을 고려 할 수 있음.

– 응급 수술 또는 발치를 위해 빠른 교정이 필요한 경우
- $1.5 \le$ INR ≤ 1.9: 응급 수술의 경우 FFP
- $1.9 <$ INR ≤ 5: FFP와 함께 Vitamin K 1–3 mg을 서서히 IV
- INR > 9: FFP와 함께 Vitamin K 2–5 mg을 서서히 IV

E. POC (point of care, 현장검사)-INR (CoaguChek®)

– 와파린의 치료적 농도가 잘 유지되는지를 가정에서 측정할 수 있는 기기(POC–INR) (그림 2-13)

– 기기 구입 및 스트립의 가격이 비싸다는 단점이 있으나, 병원에 자주 내원할 수 없거나, labile INR 환자인 경우, tPA 사용 위해 응급 검사가 필요한 경우 자주, 쉽고, 빠르게 시행하여 INR을 확인해 볼 수 있는 장점이 있음

– POC–INR 검사는 평균 1–2분 내로 검사 결과를 확인할 수 있으며, 신뢰도가 입증되었음

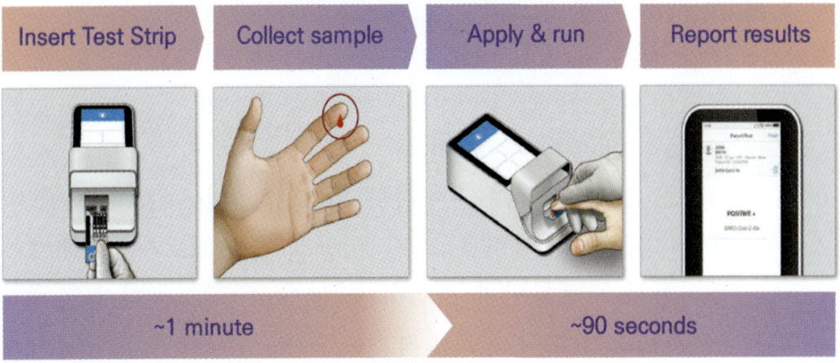

그림 2-13. POC-INR 검사 과정

F. 와파린 복용 환자의 퇴원 시 교육

a) 약물 이행도

- 환자가 지속적으로 약을 복용할 수 있는가? 인지능력 혹은 질병에 대한 병식(insight) 부족, 독거 노인 혹은 보호자와의 함께 거주 여부 판단 → 어려울 경우, 항혈전제 또는 NOAC으로 변경 고려
- PT-INR을 지속적으로 확인할 수 있는 상황인지 또는 접근성 이 용이한 의료서비스 여부를 확인(가까운 곳에 PT-INR을 확인할 수 있는 병원이 있는지 또는 가정간호 등)

b) 교육

- 약물 간의 상호작용: 한약, 보약, 건강보조식품(인삼, 마늘즙, 양파즙, 오가피 등) 복용 제한. 복용 가능한 약에 대해 설명
- 과도한 비타민 K 함유 식품(녹즙, 과도한 녹차 등)의 과도한 섭취 제한
- 출혈 위험성 및 나타날 수 있는 증상
- PT-INR 채혈 중요성 및 복용 지침 등

⑤ Heparin

- Heparin은 antithrombin III 활성화를 통해 간접적으로 혈액 응고인자를 억제하는 기전을 가진 항응고제
- Heparin 반감기는 60-90분
- 글라이코아미노글리칸 이당류 반복 구조의 5-30 KDa에 이르는 다양한 분자량을 가진 비균질 중합체로서, 체내에서 들어가서 항트롬빈과 결합하여 heparin-항트롬빈 복합체가 형성되고, 이것이 응고인자 Xa, IIa와 결합하여 항응고작용을 일으킴

A. Heparin 투약

- 급성기 뇌경색에는 최근에는 잘 사용하지 않음
- 혈전위험성이 높은 환자가 수술을 고려 중일 때 가교 요법으로, 또는 신경과 입원 환자 중 심부정맥 혈전증 예방을 위해 주로 사용

B. Heparin 정맥 주사 용량 및 모니터링

- 환자의 체중을 고려하여 heparin IV 부하 후 유지 용량 투여 (부록 4-1. 헤파린 조절 참고)
- 뇌경색으로 인한 경우는 저용량 프로토콜을 고려하며 단, 심장질환 환자의 경우 표준용량 프로토콜 고려(참조. 부록 4-1)
- IV heparin 시작 4시간 이후 첫 aPTT 시행, 이후는 AMC protocol대로 채혈
- 아급성기 또는 만성 뇌경색 환자에서 수술 이전에 heparin을 사용하는 경우
    - IV 부하 투약 없이 체중을 고려한 유지 용량으로 시작(혹은 이전에 마지막으로 사용했던 용량)
    - aPTT 확인은 6시간 간격으로 하되 aPTT가 잘 유지되는 경우에는 8시간 또는 12시간으로 채혈함

C. 정맥주입 heparin을 LMWH 혹은 경구 항혈전제로 변경할 경우
- LMWH 투약 2시간 후에 IV heparin을 중단
(이유: LMWH의 최고 농도 발현 시간은 3-4시간이며 Heparin 반감기는 60-90분)
- 항혈소판제로 변경할 경우 4시간 후에 IV heparin을 중단
(참고: aspirin의 최고 약물 농도 도달시간은 1-2시간이나, 다른 약물은 3시간 정도에서 3일마다 다양)
- 약을 변경할 경우 IV heparin을 중단하는 시간 이내에 시행해야 할 aPTT f/u은 생략

D. 정맥 주입 heparin 사용 도중 응급 수술 혹은 예상치 못하는 주요 출혈 등으로 항응고 효과를 역전시켜야 하는 경우 Protamine (50 mg/5 mL/Ⓐ)을 투약

a) 용량 및 투여 방법
- Heparin 1000 unit당 10-15 mg + N/S 혹은 D5W100-200 mL에 mix
- 지속적으로 주입 시 최근 2시간 동안 들어간 총 heparin unit을 계산하여 투약(표 2-23)
- N/S, D5W 100 cc + Protamine@mg mix 10분에 걸쳐 정맥주입
- 최대량: 50 mg
- 투약 5-15분 후 ACT, aPTT, PT 등 확인 → 2-8시간 후 확인

표 2-23. 항응고효과 역전을 위한 heparin 용량에 따른 protamine 용량

마지막 헤파린 용량	Protamine dose (mg) per 100 units heparin
<30분	1 mg
30-60분	0.5-0.75 mg
60-120분	0.375-0.5 mg
>120분	0.25-0.375 mg

- 작용 발현: 30초–1분, 해독 작용: 5분, 지속시간: 2시간
- 예) Heparin 정맥주사로 지속적으로 주입된 경우→ 이를 역전시키기 위해 protamine 1 cc (10 mg) + N/S 100 cc mix하여 10분에 걸쳐 정맥주사 → protamine의 경우 효과는 즉시 나타나므로 주입 후 aPTT를 확인
- Enoxaparin을 주다가 bleeding이 생기는 경우에도 enoxaparin 1 mg당 protamine 1 mg 주입이 추천

b) 투여 시 주의사항
- 정맥주사로만 사용
- 배합불가: cephalosporin, penicillin
- 10분에 걸쳐 서서히 투여(정맥 주입을 빠르게 하면 저혈압)
- 부작용 확인: 심혈관 허탈, 아나필락시스, 생선 알러지 시 주의
- 혈압 및 심전도 감시가 필요

⑥ Low molecular weight heparin (LMWH)

- LMWH은 응고인자 Xa에 주로 작용하도록 개발된 합성 오당류
- 최고 농도 발현 시간은 3–4시간
- Heparin에 비해 혈장 단백과의 결합이 감소했기 때문에 항응고 효과를 예상할 수 있어 혈액검사 모니터링이 요구되지 않으며, 헤파린유도 저혈소판증(heparin induced thrombocytopenia, HIT) 발생 및 골감소증(osteopenia) 발생률이 낮다는 장점
- 신배설되는 약물이라 말기 신부전 환자에서는 주의

A. 적용 대상

- Cancer associated stroke, 뇌정맥혈전증, 폐색전증이나 심부정맥혈전증이 동반된 뇌경색, 정맥혈전증 예방이 필요한 뇌경색 환자
- 담당의의 판단에 따라 heparin보다 LMWH이 유리하다고 생각되는 경우 LMWH을 heparin 대신 사용
- 아급성기 뇌경색으로 warfarin 시작 시, 역설혈전생성을 극복하기 위해서 일시적으로 LMWH을 함께 사용
- 항응고제를 지속적으로 사용하고 있는 아급성기 또는 만성기 뇌경색 환자에서 수술 전 항응고요법이 필요한 경우
- 신기능 저하 환자(특히, creatinine clearance≤30인 경우)에서는 LMWH보다 heparin을 사용하며, LMWH 중 enoxaparin을 사용할 경우 half-dose를 사용(출혈 위험성 증가)

B. 용량 및 투여 방법

a) Fragmin (dalteparin): 200 IU/kg SC qd
  - 암으로 인한 정맥혈전증에서 사용 가능
  - 출혈 위험성이 높은 환자의 경우 100 IU/Kg* bid로 사용
  - 심부정맥혈전증을 예방하기 위해 5000 IU SC qd를 사용
  - 심평원 보험 적용기한: 1–2주

b) Clexane (enoxaparin): 1 mg/kg SC q 12 hr
  - 심부정맥혈전증을 예방하기 위해 40 mg SC qd로 사용.
  - 심평원 보험 적용기한: 3주

c) Fraxiparine (nadroparin): 86 IU/kg SC q 12 hr
  - 몸무게가 70 kg 이상인 환자는 Fraxiparine 5700 u * bid로 사용, 45 kg 이하인 경우 Fraxiparine 3800 u * bid를 고려.
  - 지속적인 사용을 요하거나 심부정맥혈전증 예방을 위해 장기 환자에게 사용할 때에는 heparin 5000 u SC bid로 사용.
  - 심평원 보험 적용기한: 10일

⑦ 수술이 예정된 환자의 항응고제 요법

– 수술에 따른 출혈위험도는 다음을 참조(표 2-24)

A. Warfarin 복용하는 환자의 약물 중단 및 재개

: Warfarin 복용하는 환자의 수술 및 시술 전 약물 중단 및 재개는 표 2-25를 참조

a) 고위험도 색전 발생이 예상되는 환자
- 수술 4–5일 전 warfarin 중단
- 수술 2일 전 LMWH 100 u/kg (Fraxiparine 5700 u) SC q 12 hrs
- 수술 1일 전에 LMWH 중단, 혹은 heparin 정맥주사(부하용량없이 유지용량으로 조절)하여 수술 6시간 전에 중단
- 적어도 수술 12시간 후 LMWH 재개 혹은 수술 당일 warfarin 시작

b) 중증도 색전 발생이 예상되는 환자
- 수술 4–5일 전 warfarin 중단하고 heparin 5000 U (또는 LMWH 3000 U) SC q 12 hrs로 변경하여 수술 12시간 전에 중단

표 2-24. 수술에 따른 출혈 위험도

출혈 위험이 높음	출혈 위험이 낮음	출혈 위험이 미미함
- 조직손상을 동반하는 큰수술 - 암수술 - 정형외과 큰 수술 - 성형외과 재건술 - 비뇨기/소화기 수술 - 경요도전립선절제술, 방광절제술, 종양절제 - 신장생검, 신장 절제 - 대장용종절제 - 장절제 - 피부경유내시경위창냄술 - 내시경 역행담췌관조영 - 신장,간,비장 수술 - 심장, 뇌, 척추수술 - 기타 큰 수술 (소요시간 ≥ 45분)	- 관절내시경술 - 림프절 생검 - 견관절, 족부, 수부 수술 - 관상동맥조영술 - 위장관/대장내시경 ± 생검 - 자궁절제술 - 복강경 담낭 절제술 - 복벽탈장수술 - 치질 수술 - 기관지 내시경 ± 생검 - 경막외주사 (INR < 1.2)	- 피부과 작은 수술 - 백내장 수술 - 치과 작은 수술 - 심박동기 또는 제세동기 삽입

표 2-25. 수술 전 warfarin, heparin, 또는 enoxaparin 중단 및 재개 방법

수술 4-5일 전	warfarin 중단
수술 2-3일 전	INR<2인 경우 enoxaparin 또는 heparin 투약
와파린 중단 1-2일 후	INR 확인
수술 12-24 시간 전	수술 전 마지막 enoxaparin 투약, INR 확인
수술 당일	수술 전 INR이 목표치보다 높았던 경우, 수술 당일에도 INR을 확인 수술 후 출혈위험도를 고려하여 당일 오후에 warfarin 재개를 고려할 수도 있음
수술 후 1일 째	출혈위험성이 낮다면 enoxaparin 또는 heparin을 수술 12-24 시간 이내 투약
수술 후 5-6일 째	INR>2인 상태가 이틀 이상 지속될 경우 enoxaparin 또는 heparin 중단

- 수술 12 시간 후 heparin 또는 LMWH 재개(수술 후 출혈위험이 높은 경우는 수술 24 이상 지난 후 재개)

c) 치과 시술을 앞둔 경우

- warfarin을 중단하지 않고, tranexamic acid 또는 aminocaproic acid mouthwash 권고

B. NOAC 복용하는 환자의 약물 중단 및 재개

- NOAC 복용하는 환자의 수술 및 시술 전 약물 재개는 표 2-26을 참조

표 2-26. 수술 전 NOAC 중단 및 재개

	NOAC 중단		NOAC 재개	
	출혈위험 높음	출혈위험 낮음	출혈위험 높음	출혈위험 낮음
Apixaban, Dabigatran	2일 전 중단	1일 전 중단	수술 48-72시간 후	수술 당일 또는 다음날
* 단, Dabigatran의 경우 신기능에 따라 NOAC 중단 시점이 달라질 수 있음 → CrCl > 80 2일 전 중단, CrCl 50-80 3일 전 오전 마지막 투여, CrCl 30-50 3일 전 중단				
Rivaroxaban, Edoxaban	2일 전 중단	1일 전 중단	수술 48-72시간 후	수술 다음날 재개

⑧ 임신 중 항응고요법

- 경구 항응고제는 임신 중 태반을 통과하나 heparin은 통과하지 못함
- Warfarin은 임신 1기에는 특징적인 배아병증(embryopathy)을 유발할 수 있고, 그 이후에는 드물게 중추신경계 결손 및 심각한 출혈을 일으킬 수 있음

A. 선택 가능한 약물

- 임신 중 heparin 또는 LMWH 유지
- 임신 1기에 heparin 또는 LMWH을 유지, 임신 2기에 warfarin으로 약제 변경, 임신 38주부터 분만 시까지 heparin 또는 LMWH으로 변경
- 기계식인공심장판막: heparin SC bid를 하루 총 용량 35,000 U로 시작(임신 3기에는 heparin-binding protein이 증가하므로 heparin 고용량이 필요)

B. 적어도 주 2회 aPTT 또는 heparin assays 확인

(4) 항혈전제 약물중단 프로토콜

① 항혈소판제 복용 환자의 수술/시술 전후 약물 중단(표 2-27)

A. 항혈소판제는 중단할 경우, 수술/시술 5-7일 전에 (clopidogrel/ticagrelor 5일 전, prasugrel 7일 전) 중단(응급 수술인 경우 수술 직전 중지)

B. 수술/시술 전 중단된 항혈소판제는 수술/시술 후 출혈 소견이 없다고 판단되면 24시간 이내(수술/시술 당일 저녁 혹은 다음날 아침)에 다시 시작하는 것을 권고

C. 관상동맥 질환 과거력이 있고, 스텐트 시술을 시행하지 않고 약물 치료 중으로 증상이 없는 경우에는 항혈소판제를 7일 전에 중단하고 수술/시술을 시행

D. 뇌졸중(stroke)으로 인하여 스텐트를 삽입한 환자는 위험도와 상관없이 신경과에 평가를 의뢰

E. 디스그렌(trifulsal)은 Aspirin에 준하여 사용

F. 단, 본 내용은 중증도/응급도에 따라 유동적으로 적용

② 항응고제 복용 환자의 수술/시술 전 약물 중단

- 항응고제 복용 환자의 수술/시술 전 약물 중단은 다음을 참조(표 2-28)

표 2-27. 항혈소판제(Aspirin, Clopidogrel, Prasugrel, Ticagrelor 등) 복용 환자의 수술/시술 전,후 약물 사용 임상진료 권고안

		뇌졸중 발생 후		뇌혈관 부위에 일반금속스텐트 시술 시행 후		수술/시술의 출혈 위험도에 따른 분류		
		Small vessel disease	Large artery disease Cardiac embolism	두개강외	두개강내	출혈 위험이 낮은 수술/시술 (수혈이 대부분 필요없는 수술)	출혈 위험이 높은 수술/시술(수혈이 흔히 필요하거나, 출혈 시 위해가 우려되는 수술)	(closed space에서 주로 시행되어) 출혈 시 심각한 위해가 우려되는 수술
뇌혈관 경색 발생 위험도에 따른 분류	저위험군	6개월이 경과한 경우	(미해당)	(미해당)	(미해당)	수술/시술시 - Aspirin 중단 고려 - Clopidogrel 중단	수술/시술시 - Aspirin 중단 고려 - Clopidogrel 중단	수술/시술시 - Aspirin 중단 - Clopidogrel 중단
	중등도 위험군	3주-6개월 경과한 경우	6주가 경과한 경우	6주이상 경과한 경우	6개월 이상 경과한 경우	- Aspirin 유지 - Clopidogrel 중단 고려	정규 수술/시술: 연기 고려, 협진 고려 응급(emergency/ Vital) 수술을 시행해야 할 경우: - Aspirin 유지 - Clopidogrel 중단	정규수술/시술: 연기 고려, 협진 고려 응급 수술을 시행해야 할 경우: - Aspirin 중단 고려 - Clopidogrel 중단
	고위험군	3주 이내인 경우	6주 이내인 경우	6주 이내인 경우	6개월 이내인 경우	정규 수술/시술: 가급적 연기, 협진 필요 응급 수술을 시행해야 할 경우: - Aspirin 유지 - Clopidogrel 유지	정규 수술/시술: 가급적 연기, 협진 필요 응급 수술을 시행해야 할 경우: - Aspirin 유지 - Clopidogrel 중단 고려	정규 수술/시술: 연기 고려, 협진필요 응급 수술을 시행해야 할 경우: - Aspirin 유지 - Clopidogrel 중단

표 2-28. 항응고제(Warfarin, NOAC) 복용 환자의 수술/시술 전, 후 약물 사용 임상진료 권고안

		항응고제 복용 사유			예상되는 수술/시술의 출혈위험도에 따른 일반적 원칙	
		기계식인공심장판막	심방세동	혈전색전증	출혈 위험이 낮은 수술/시술(수혈이 대부분 필요없는 수술)	출혈 위험이 높은 수술/시술(수혈이 흔히 필요하거나, 출혈 시 위해가 우려되는 수술)
혈전색전증 발생위험도에 따른 분류	저위험군	이엽성 대동맥 판막이면서 심방세동이나뇌졸중 발생의 위험 요인이 없는 경우	CHA_2DS_2 VAS score: 0–3	혈전색전증 발생 후 12개월 경과한 경우	항응고제 유지	항응고제 중단 (no bridge therapy)
	중등도 위험군	이엽성 대동맥 판막이면서 다음의 위험요인 중 하나 이상 있는 경우 - 뇌졸중 또는 TIA 과거력 - 심방세동 - 고혈압 - 당뇨 - 심부전 - 고령(75세 이상)	CHA_2DS_2 VAS score: 4–6	아래의 내용 중 하나 이상 해당되는 경우 - 혈전색전증 발생 후 3–12개월 사이 - 재발성 혈전 색전증 - 활동성 암환자(6개월 이내 치료를 받았거나 완화치료 중인 경우)	① 항응고제 중단 후 With or without bridge therapy * ② 항응고제 유지	항응고제 중단 (no bridge therapy)
	고위험군	아래의 내용 중 하나 이상 해당되는 경우 - 모든 기계식인공승모판막 - 구형 또는 사판형 대동맥판막 - 뇌졸중 또는 TIA 발생 6개월 이내	아래의 내용 중 하나 이상 해당되는 경우 - CHA_2DS_2 VAS score: 7–9 - 뇌졸중 또는 TIA 발생 3개월 이내 - 류마티스성 판막질환	아래의 내용 중 하나 이상 해당되는 경우 - 혈전색전증 발생 3개월 이내 - 심한 혈전성향증(단백질 C 결핍증, 단백질 S 결핍증, 항트롬빈 결핍증, 항인지질 항체 증후군)	③ 항응고제 중단 후 bridge therapy 또는 ④ 항응고제 유지	

* 기계 판막 및 최근 3개월 이내 뇌졸중, 혈전색전증 및 폐색전증이 있을 경우 가교 요법을 고려하며, NOAC은 약제의 활성화 시간 및 반감기가 짧아 일반적으로 가교 요법을 고려하지 않음

2) 이상지질혈증

(1) Statin

- Statin의 기전: 콜레스테롤 전구체인 3-hydroxy-3-methylglutaryl coenzyme A (HMG-CoA)의 환원효소를 경쟁적으로 억제하여 간의 콜레스테롤 합성을 줄임
- Statin 종류 및 용량(표 2-29)
- Starin 약물 별 특성(표 2-30)

(2) 위험도 평가

- 죽상 동맥 경화 상태 확인(두개강내, 경동맥, 대동맥 또는 심장 혈관)
- 고위험군 위험 요인(표 2-31): 65세 이상, 경피적관상동맥중재술/관상동맥우회술, 당뇨병, 고혈압, 만성신장질환, 이형접합 가족성 고콜레스테롤혈증

(3) Statin 용량과 LDL-C 목표

- 죽상 동맥 경화성 뇌경색 환자의 경우 atorvastatin 80 mg (혹은 그에 상응하는 rosuvastatin 20-40 mg)을 투약
- 출혈위험성이 높은 경우, 즉 이전 뇌출혈 병력이 있었던 경우 등에서는 중강도 또는 저강도 statin을 사용
- 초고위험군 환자의 경우, 최대내약용량 statin과 ezetimibe을 병행 사용하여도 LDL-C≥55인 경우에는 PCSK9 inhibitor를 추가
- 고지혈증 위험도에 따른 LDL 콜레스테롤 목표 지침은 표 2-32를 참조

(4) 약물 고려 사항

: 가장 흔한 부작용은 소화장애, 속쓰림, 복통 등(4% 정도)이며 드문 부작용은 간독성, 근육독성임

표 2-29. 지질강화효과에 따른 Statin 분류

	고강도	중강도	저강도
LDL-C lowering	≥ 50%	30-49%	< 30%
Statins	Atorvastatin 40-80 mg Rosuvastatin 20-40 mg	Atorvastatin 10-20 mg Rosuvastatin 5-10 mg Simvastatin 20-40 mg Pravastatin 40-80 mg Pitavastatin 2-4 mg	Simvastatin 10 mg Pravastatin 10-20 mg Pitavastatin 1 mg

표 2-30. Statin 약제별 특성

용법/용량	Lovastatin: 20-80 mg/일, 저녁식사와 함께 복용
	Pravastatin: 10-40 mg/일, 저녁 시간 투여가 더 효과적임
	Simvastatin: 20-40 mg/일, 저녁 시간 투여가 더 효과적임
	Fluvastatin: 20-80 mg/일, 저녁 시간 투여가 더 효과적임
	Atorvastatin: 10-80 mg/일, 복용시간에 큰 영향을 받지 않음
	Rosuvastatin: 5-20 mg/일, 복용시간에 큰 영향을 받지 않음
	Pitavastatin: 1-4 mg/일, 복용시간에 큰 영향을 받지 않음
추적검사	지질지표, 간기능검사, 근육효소(설명할 수 없는 근육통이나 근력약화가 있는 경우) - 스타틴 약제 치료 후 4-12주 후 콜레스테롤, 중성지방, HDL 조절 효과를 평가 및 간기능 검사 시행 - 이후 3-12개월 마다 반복하여 확인 - 환자의 안전을 위해 증상이 없더라도 의사의 판단에 의해 추적검사를 가능
부작용	소화장애, 속쓰림, 복통, 간독성, 근육독성, 당뇨병
금기증	절대금기증: 활동성 또는 만성간질환 있는 경우, 임신 혹은 수유부(복용 중 임신이 확인되면 사용을 중단) 상대적금기증: Cyclosporin, macrolide 항생제, 항진균제, cytochrome P-450 억제제 등 다른 약제와 병용 투여할 시, 필요에 따라 용량을 조절

표 2-31. 죽상동맥경화성 심혈관질환 고위험요인

초고위험군: 주요 죽상경화성 심혈관계 질환(atherosclerotic cardiovascular disease, ASCVD)가 2개 이상이거나 1개의 ASCVD와 고위험요인 2개 이상인 경우
1) 주요 ASCVD
뇌졸중 과거력
최근 급성관상동맥증후군(최근 12개월 이내)
심근경색 과거력(급성관상동맥 증후군은 제외)
증상이 있는 말초동맥질환(ankle-brachial index <0.85인 파행의 과거력 또는 혈관재생술이나 절단 과거력)
2) 고위험요인
65세 이상
이형접합 가족성 고콜레스테롤혈증
주요 ASCVD가 아닌 관상동맥우회술이나 경피적 관상동맥중재술 과거력
당뇨
고혈압
만성신장질환(estimated glomerular filtration rate, 15-59 mL/min 1.73 m^2)
현재 흡연

A. 간독성

- 0.5-2%에서 스타틴 사용 후 ALT의 상승이 발생, 약의 용량에 비례
- 간 독성이 있는 다른 약(cyclosporin, macrolide 항생제, 항진균제, cytochrome P-450 억제제)과 함께 투여하면 빈도가 증가. 특히, cyclosporine 복용 중인 환자에서 statin을 사용하는 경우 최고혈중농도가 2-8배까지 증가할 수 있으므로 주의하여야 함
- ALT가 약간 증가한 경우에는 투약을 중단할 필요가 없으며, 반복 검사에서 정상 범위의 3배 이상 증가되면 투약을 중단

표 2-32. 2022 한국지질동맥경화학회 이상지질형증 진료지침

위험도	LDL 콜레스테롤 (mg/dL)	Non-HDL 콜레스테롤(mg/dL)
관상동맥질환[1)*]	<55	<85
죽상경화성 허혈뇌졸중 및 일과성 뇌허혈발작* 경동맥질환* 말초동맥질환* 복부대동맥류* 당뇨병(유병기간 10년 이상 또는 주요 심혈관 위험인자+ 또는 표적장기손상을 동반한 경우)[2)]	<70	<100
당뇨병(유병기간10년 미만, 주요심혈관질환 위험인자+가 없는 경우)	<100	<130
중등도 위험군(주요 심혈관질 위험인자+ 2개 이상)	<130	<160
저위험군(주요 심혈관질환 위험인자+ 1개 이하)	<160	<190

* LDL콜레스테롤 기저치 대비 50% 이상 감소시키는 것을 동시에 권고

\+ 연령(남자≥45세, 여자≥55세), 조기심혈관질환발생 가족력, 고혈압, 흡연, 낮은 HDL 콜레스테롤 수치 (<40 mg/dL)

1) 급성심근경색증은 기저치 LDL 콜레스테롤 농도와 관계없이 스타틴을 투약

2) 표적장기손상[알부민뇨, 만성신장질환(추정사구체여과율 60 mL/min/1.73 m^2 미만), 망막병증, 신경병증, 좌심실비대] 또는 3개 이상의 주요 심혈관질환위험인자+를 동반한 당뇨병의 경우: LDL 콜레스테롤 목표치 <55 mg/dL 선택적 고려 가능

하였다가 정상화되면 저용량부터 다시 시도하거나 다른 약제를 투여

- 간독성을 보이는 경우, rosuvastatin 5 mg 혹은 rosuvastatin 5 mg과 ezetimibe의 병용 사용을 추천. 이 경우 CK, myoglobin, AST/ALT를 확인하여 약물 안정성 점검이 필요

B. 근육독성: 근육통 및 위약감을 호소할 수 있으며, 스타틴 유발 근육병증이 발생하는 경우 단기 중단 또는 저용량 statin을 사용하거나 친수성의 특성을 가진 pravastatin 등의 다른 statin 제제로 변경 고려

C. 당뇨병

- 스타틴이 당뇨병 신규 발생을 증가시킨다는 연구 결과 보고

- 스타틴 복용 환자 중 당뇨병 전 단계였거나, 고령이거나, 비만도가 높았던 환자 등에게서 당뇨병 발병률이 높은 것으로 확인
- 심혈관질환 발생 고위험군에서 스타틴의 사용은 당뇨병의 신규 발생으로 인한 위험보다는 심혈관질환 발생에 대한 예방 효과가 확실히 훨씬 큼. 따라서 스타틴 복용을 계속하는 것이 심혈관질환 예방에 도움

(5) PCSK9 inhibitor

- 기전: PCSK9 (proprotein convertase subtilisin/kexin type 9)에 결합하는 단일 클론 항체로 PCSK9과 LDL수용체의 결합을 저해함으로써 간 LDL 수용체의 분해를 막고, 세포내로 LDL 흡수를 증가시켜 혈장 LDL-C를 낮춤
- PCSK9 억제제 사용시 확인된 지질효과
  - LDL 콜레스테롤 45-70% 감소
  - 아포지단백 40-50% 감소
  - 지질단백질(a) 30-35% 감소
  - 중성지방 8-10% 감소
  - 이외 HDL 콜레스테롤 8-10% 상승, 아포지단백A1 4-5% 상승
- 종류: alirocumalb (pralulent, 프랄런트), evolocumab (repatha, 레파타)
  - 투여 전 고지혈증/혼합형 이상지질혈증의 2차 원인 (예: 신장 증후군, 갑상선 기능 저하증)을 제외
  - 중증도 이상의 간질환에서는 자료가 불충분하여 투여 시 주의

A. Alirocumalb (Pralulent, 프랄런트)

- ODYSSEY outcome study:

  1년 내 급성관상동맥증후군 경험한 환자 중 고강도 또는

최대용량 스타틴 사용에도 LDL-C>70 mg/dL or non HDL-C>100 mg/dL 또는 아포지단백B>80 mg/dL 대상 alirocumab 사용 시 심혈관질환 예방효과 확인 시 1차 종료 시점에서 뇌졸중 포함 관상동맥질환으로 인한 사망, 비치명적 심근경색, 불안정협심증에 의한 입원 빈도 15% 감소, 2차 종료 시점에서 모든 원인에 의한 사망 감소

- 용법: 2주마다 75 mg (LDL 감소가 크게 필요할 경우 150 mg 가능) 또는 매월 300 mg, 피하주사
- 주의사항
  - 환자 특성(기저 LDL, 치료목표/반응)에 따라 개별적으로 용량 조절
  - 투여 시작(또는 용량 적정) 4-8주 후 지질 수치 평가하여 용량 증감
  - 목표 LDL 감량 위해 환자에게 요구되는 최저 용량 투여

B. Evolocumab (Repatha, 레파타)

- GLAGOV study: evolocumab을 약 76주간 사용하였을 때 위약군에 비해 죽상판의 총량이 의미있게 감소
- FOURIER study: LDL콜레스테롤 70 mg/dL 또는 non-HDL 콜레스테롤 100 mg/dL이고 중성지방 400 mg/dL인 재발위험이 높은 40-85세 심혈관질환 환자 27,564명을 대상으로 심혈 관계 사망, 심근경색,뇌졸중, 불안정협심증으로 인한 입원, 관상동맥 재성형술을 목표로 확인했을 때, evolocumab 투약군에서 15% 의미있게 감소
- 용법: 매 2주 간격으로 140 mg 또는 한 달마다 420 mg, 배, 허벅지 또는 상완에 주사
  (420 mg 투여 시 3개의 프리필드 펜을 30분 이내에 연속 투여)

3) 혈압 관리

(1) 고혈압과 뇌졸중

- 정의: 2회 이상의 반복 측정에서 수축기 혈압 140 mmHg 이상 그리고/또는 이완기 혈압 90 mmHg 이상인 경우
- 고혈압은 나이, 성별에 관계 없이 뇌졸중의 인구기여위험도(population attributable risk)가 가장 높은 위험 인자임
- 출혈성 뇌졸중뿐 아니라, 큰혈관 죽상동맥경화증, 소혈관질환, 심장성색전증 및 혈관 박리 등의 여러 허혈성 뇌졸중의 위험을 증가시킴
- 적절한 고혈압의 치료는 뇌졸중의 재발을 포함한 예후를 개선시킬 수 있으며, 뇌졸중 발생 시기, 발생 기전에 따라 조절 목표는 달라짐

(2) 급성기 뇌경색 환자의 혈압 측정 및 조절 목표

- 급성기 뇌경색 환자의 치료에 따른 혈압 조절은 그림 2-14를 참조

① 정맥내 혈전용해제를 투여 받는 경우

- 혈압은 혈전용해제 투여 중 또는 투여 후 첫 2시간 동안은 매 15분 간격, 다음 6시간은 매 30분 간격으로 다음 16시간은 매 1시간 간격으로 측정
- 뇌출혈 위험을 감소시키기 위하여 혈전용해제 투여 전 혈압을 185/110 mmHg 이하로 유지
- 혈전용해제 투여 중 및 투여 이후 24시간 동안은 혈압을 180/105 mmHg 이하로 유지. 단, 출혈의 위험이 높은 경우 수축기 혈압을 130–140 mmHg 정도 유지 고려

② 혈관내 재개통 치료를 받는 경우

- 혈압은 혈관내 재개통 치료 중 또는 치료 후 첫 2시간 동안은 매 15분 간격, 다음 6시간은 매 30분 간격으로 다음 16시간은 매 1시간 간격으로 측정

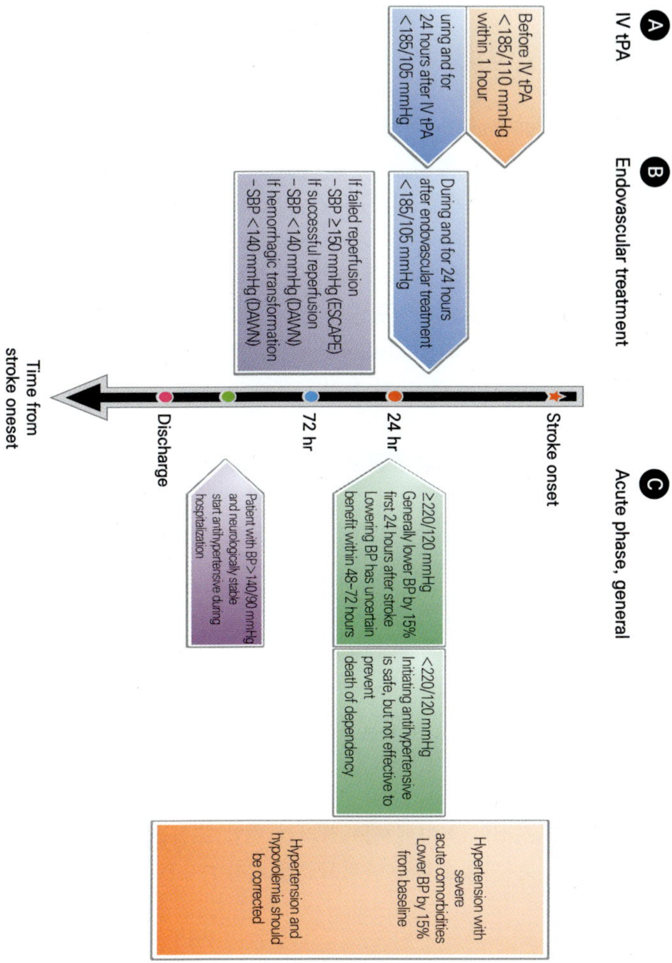

그림 2-14. 급성기 뇌경색 환자의 치료에 따른 혈압 조절 Blood pressure (BP) management according to treatment of ischemic stroke; (A) intravenous thrombolysis (IV Tpa), (B) endovascular treatment, and (C) not indicated for reperfusion therapy and secondary stroke prevention. SBP, systolic blood pressure; ESCAPE. Endovascular treatment for small core and anterior circulation proximal occlusion with emphasis on minimizing computed tomography (CT) to recanalization times; DAWN. Diffusion-weighted imaging or computerized tomography perfusion assessment with clinical mismatch in the triage of wake up and late presenting strokes undergoing neurointervention.

- 시술 전 혈압을 185/110 mmHg 이하로 유지
- 시술 후 적정 혈압에 대한 근거는 불충분하며 일반적으로 180/105 mmHg 이하로 유지하는 것이 적절하나 뇌졸중의 크기, 재개통 여부 등에 따라 개별화가 필요
  A. 성공적 재개통 시: 수축기 혈압 140 mmHg 미만 유지
  B. 재개통 되지 않을 경우, bleeding risk가 높지 않을 경우 수축기 혈압 160 mmHg 이상 유지
  C. 여러가지 인자들(병변의 크기, 출혈 경향 등)로 출혈변환(hemorrhagic transformation)이 예상되는 경우 수축기 혈압 140 mmHg 미만 유지

③ 정맥내 혈전 용해제나 혈관내 재개통 치료 대상이 아닌 경우

- 혈압강하 적응증이 없는 경우, 혈압이 220/120 mmHg 이하라면, 초기 48–72시간 내 혈압 강하로 인한 이득은 확실치 않음
- 임상적 판단에 의해 혈압 강하가 필요하다면 발병 24시간 동안 혈압을 15% 정도 낮추는 것을 고려할 수 있음

④ 초급성기 이후 입원 중 혈압 조절

- 급성 허혈뇌졸중으로 입원 중 지속적으로 혈압이 140/90 mmHg 이상이고, 혈압 치료에 금기가 없으며, 신경학적으로 안정적인 환자에서는 장기적 혈압 조절을 위해 입원 중 도는 퇴원 시 고혈압 약물치료를 시작

(3) 급성기 뇌출혈 환자의 혈압 조절 목표

① 뇌내출혈

- 발병 6시간 이내 급성 뇌내출혈 환자의 수축기혈압이 150–220 mmHg 이상인 경우, 수축기 혈압을 140 mmHg까지 신속하게 낮추는 것을 고려할 수 있음
- 다만 혈압 강하에 의한 신기능 장애 위험에 대한 고려가 필요

② 지주막하 출혈

- 클립결찰술이나 색전술 전까지 수축기 혈압을 160 mmHg 이하로 조절하는 것이 권장
- 다만, 뇌관류압(cerebral perfusion pressure, CPP) 유지를 위해 평균동맥압을 90 mmHg 이상으로 고려
- 증상성 뇌혈관 연축이나 지주막하 출혈 이후에 지연성 뇌허혈이 발생한 경우, 혈압상승요법(induced hypertension) 고려

(4) 급성기 뇌졸중 환자의 혈압 조절 방법

- 혈전용해제 투여 및 재개통 치료를 받는 환자 혹은 뇌출혈 환자에게서 혈압을 빠르게 늦추어야 하는 경우 주사제 사용을 고려(표 2-33)

① Nicardipine

- Normal saline 250 mL + 50 mg mix
- 초기 시작 용량: 0.5 mg/hr → 2.5 mg/hr (5분 간격으로 빠르게 적정용량도달) 또는 최고 15mg/hr (15분 간격으로 천천히 적정용량도달)까지 증량 가능

표 2-33. 급성 뇌졸중에 사용 가능한 주사제

약물	간헐적 정맥 투여 용량(bolus)	지속적 정맥 주입 용량(infusion rate)
Labetalol	5-20 mg, 매 15분마다	2 mg/분 (최대 300 mg/day)
Nicardipine	적응증 없음	5-15 mg/hr
Esmolol	250 ug/kg, 초기용량	25-300 ug/kg, 분당
Enalapril	1.25-5 mg, 6시간마다	적응증 없음
Hydralazine	5-20 mg, 30분마다	1.5-5 ug/kg, 분당
Nipride	적응증 없음	0.1-10 ug/kg, 분당
Nitroglycerine	적응증 없음	20-400 ug/분

*과도한 혈압강하를 피하기 위하여, enapril 의 최초 시험용량은 0.625 mg으로 투여하는 것이 바람직함

- 목표 혈압에 도달하면 3 mg/hr로 감량
- Oral equivalent: 20 mg q8hrs (= 0.5 mg/hr iv infusion), 30 mg q8hrs (= 1.2 mg/hr IV infusion), 40 mg q8hrs (= 2.2 mg/hr IV infusion)
- IV nicardipine 중단하기 1시간 전에 경구 제제를 시작

② Labetalol

- Normal saline 500 mL + 12 ample (1 ample=100 mg/20 cc)
- 고혈압응급증(hypertensive emergency)
  - 초기 부하: 20 mg을 정맥주사로 2분 동안 점적
  - 10분 간격으로 40–80 mg 사용할 수 있으며 최대 용량은 300 mg
- Alternative: 1–2 mg/min으로 초기 시작하여 300 mg까지 증량 가능

(5) 혈압상승요법(Induced hypertension)

① 대상자

<포함기준>

- 18세 이상, NIHSS 4–18, 두경부 CT에서 출혈이 없는 환자
- 뇌경색 증상 발생 7일 이내 환자
- 뇌경색 기준이 소혈관폐색(SVO) 혹은 큰동맥죽경화증(LAA)인 환자(비심장성뇌경색)
- 뇌졸중 이전에 사용하던 항고혈압제를 중단하고 혈장증량제를 사용함에도 불구하고 증상의 악화를 보이는 환자
- 혈압의 변동에 따른 증상의 변동이 명확한 경우
- 관류확산불일치(perfusion–diffusion mismatch) 또는 임상증상불일치(diffusion–clinical mismatch)가 있으면서 조기신경학적악화(early neurological deterioration, END)가 의심되는 경우

<제외기준>

- 주요 심부정맥 과거력: 심실부정맥, 심방세동, 심방조동, 고도방실차단 등
- 주요 심혈관질환 과거력
- 최근 협심증 증상이나 심근경색이 있었던 경우(<3개월)
- 무증상 환자에서 50% 이상의 심혈관 협착이 있었던 경우
- 주요 울혈성 심부전 과거력
- 최근 호흡곤란, 흉통 등의 증상이 있었던 경우(<3개월)
- 무증상이나 x-ray에서 흉막 삼출이나 폐부종 소견이 보이는 경우
- 무증상이나 심장초음파에서 좌심실 구출률 40% 미만인 경우 혹은 의미있는 폐고혈압이 있는 경우
- 비후성 심근병증
- 초기 수축기 혈압>180 mmHg
- 뇌중간선이동(midline shift) 또는 뇌부종이 초기 뇌CT에서 관찰
- 큰 피질 뇌경색이 확산강조영상(DWI)에서 관찰(중대뇌동맥 영역의 절반 이상)
- 임신
- Creatinine >2
- MAO inhibitors 복용 중

<고려사항>

tPA 사용 후 24시간 이내 또는 항응고제 투여 중인 경우, 혈압상승요법의 금기 사항은 아니지만 특별한 주의가 필요하므로, 신경과 전문의과 상의하여 결정

② 목표 혈압

목표 SBP는 초기 SBP+20%이며, 목표치의 ±10 mmHg 범주로 설정

③ Phenylephrine protocol

<초기 시작 및 유지 용량>

- Phenylephrine 50 mg (5 mL) + normal saline 250 mL, 초기 시작 0.5 (or 0.3) mcg/kg/min
- Phenylephrine을 투여할 때는 0.5 mcg/kg/min의 속도로 시작하고, 목표 혈압에 도달할 때까지 20분마다 0.2 mcg/kg/min씩 증량
- 목표 혈압에 도달한 후부터 2시간마다 혈압을 측정하고 목표 혈압에서 벗어날 경우 20분마다 증감하여 목표 혈압에 도달하도록 한다. 3회 이상 목표치에 맞지 않는 경우 담당의와 상의하여 용량을 조절
- Phenylephrine의 주입 속도는 0.3–3.0 mcg/kg/min 범위 내에서 조절
- Phenylephrine에 급성 내성이 발생하여 주입 속도를 올려야 할 경우, 3.0 mcg/kg/min을 넘지 않는 선에서 결정. 다만, 필요성이 인정될 경우 신경과 전문의와 상의하여 6.0 mcg/kg/min까지 증량이 가능하기도 함
- 혈압상승요법 시행 후 1–3일이 경과할 경우, 이 치료를 계속 유지해야 하는 상황인지 다시 점검하고 신경과 전문의와 상의하여 결정
- 혈압상승요법을 시행하는 도중에 두통, 오심, 구토, 발한, 흉부불편감, 심한 서맥이 발생할 경우 뇌 CT, 심장초음파, 심장효소검사 등 추가적인 환자 평가를 적극적으로 고려

<감량>

- 적어도 환자의 증상이 24시간 이상 안정화된 경우 감량을 시도할 수 있으며, 감량 중에 증상 악화를 보이는 경우 다시 증량
- 혈압상승요법을 중단할 경우 2시간마다 0.2 mcg/kg/min씩 감량하면서 신경학적 증상이 악화되지 않는지 관찰. 다만, 뇌출혈 발생 등 응급 상황이 발생할 경우 즉시 중단. 그 외,

좀 더 빠른 속도로 감량할 필요가 있을 경우 신경과 전문의와 상의하여 결정

- Phenylephrine을 감량하는 도중에 신경학적 증상이 악화되거나 반동성 저혈압이 발생할 경우 phenylephrine 다시 원래 속도로 증량
- 혈압상승요법을 중단한 후 신경학적 증상 악화나 저혈압 등의 이유로 이를 재개할 필요가 있다고 판단될 경우 신경과 전문의와 상의하여 결정

<약물 안전성 감시>

A. 해당 환자

- 제외 기준에는 해당하지 않은 경미한 심장 질환 환자: (동성빈맥, 동성서맥, 잦은 심방성조기수축 및 심실성조기수축, 경한 심실기능저하, 폐부종이나 흉막삼출이 동반되지 않은 경한 심실비대, 무증상성 심혈관질환)
- Creatinine 증가 혹은 GFR 감소

B. 감시 방법

- 경미한 심장 질환 환자: 심전도, chest x ray 확인, 심장효소 검사(trophonin−I, CK−MB를 기본으로 측정하되 이상이 있는 경우에는 BNP를 추가로 확인), 체중, 섭취량과 배설량을 매일 측정
- Creatinie 증가 혹은 GFR 감소한 환자: 매일 chest x ray, 전해질, BUN, creatinine, 섭취량과 배설량, 체중 확인

(6) 이차성 고혈압 검사

이차성 고혈압의 경우 전체 5% 정도로 유병률이 높지 않으나 다음의 경우 시행을 고려

① 검사가 필요한 경우

- 40세 이전에 심혈관 질환, 신장 질환, 당뇨병 없이 고혈압이 발

견된 경우
- 갑자기 심한 고혈압이 발생한 경우: 혈압이 180/120 mmHg 이상인 경우
- 세 가지 이상 혈압약제를 최고용량으로 사용함에도 혈압 조절이 안되는 경우
- 이차적 원인이 의심되는 소견
  - 다른 원인이 없는 저칼륨혈증
  - 복부잡음(bruit)이 들리는 경우
  - 빈맥 발한 전진 등의 증세가 있고 혈압의 변동이 큰 경우

② 이차성 고혈압 원인 및 검사

이차성 고혈압의 원인 및 진단은 다음과 같다(표 2-34).

(7) 뇌경색 이차 예방을 위한 혈압 조절

① 뇌졸중 발생 기전에 따른 혈압 조절 목표

뇌졸중 기전에 따른 목표 혈압의 기전은 그림 2-15와 같다.

A. 큰동맥죽상경화증
- 수축기 혈압 기준 140 mmHg 미만으로 조절하는 것을 고려
- 다만, 양측 경동맥 협착이 중등도 이상이거나, 혈압을 낮추었을 때 신경학적 이상이 악화되는 경우 혈압 목표를 높게 유지할 수 있음

B. 소혈관질환
- 수축기 혈압 기준으로 130 mmHg 미만으로 조절하는 경우 뇌출혈의 위험을 감소시키는 이득을 보여 목표혈압을 130 mmHg 미만으로 고려

표 2-34. 이차성 고혈압의 임상적 적응증 및 진단

원인	임상적 적응증		진단		
	과거력	신체진찰	생화학 검사	초기 검사	추가 검사
신실질성질환	요로감염 또는 요로폐쇄의 기왕력, 진통제 남용, 다낭신 가족력	복부종양(다낭신)	소변 내 단백질, 적혈구 및 백혈구, 사구체여과율 감소	신장초음파	신장병에 대한 세부 정밀 검사
신동맥협착	섬유근육 형성이상: 고혈압의 조기 발현(여성) 죽상동맥경화증: 갑자기 발병, 악화 및 치료 저항성; 반복적인 폐부종	복부 잡음	양측 신장크기 차이 >1.5 cm, 신장기능의 빠른 악화(자발적 또는 레닌-안지오텐신계 억제제 투여 후)	Duplex 도플러 신장 초음파, 컴퓨터 단층 촬영	자기공명 혈관 조영, 동맥 내의 계수행 감산 혈관조영
원발성 알도스테론증	근력저하, 고혈압 조기 발병과 40세 이하의 연령에서 뇌혈관 질환 발생의 가족력	부정맥(매우 심한 저칼륨혈증인 경우)	저칼륨혈증(자발적 또는 이뇨제 유발); 부신의 우연히 발견된 종양	알도스테론-레닌 활성도 비(저칼륨혈증 교정과 레닌-안지오텐신계 억제제 효과 소실 후)	확진검사(경구 소듐부하, 식염수 주입, fludrocortisone 억제, captopril test); 부신 CT; 부신 정맥혈 채취
크롬친화세포종	발작적인 고혈압 또는 지속적인 고혈압에 합병된 응급 상황; 두통, 발한, 창백, 크롬친화세포종의 가족력	신경섬유종증의 피부병변(Café-au-lait 반점, 신경 섬유종)	부신의 우연히 발견된 종양(일부에서는 부신 외부에서 발견)	24시간 소변 내 메타네프린 및 노르-메타네프린 검사	복부와 골반에 대한 CT 또는 MRI; meta-iodobenzyl-guanidine 스캔
쿠싱증후군	빠른 체중증가, 다뇨, 다음, 심리적 불안정	중심성 비만, 달덩이 얼굴, 들소형 육봉, 적색 선조, 남성형 다모증	고혈당	24시간 소변 내 코티솔 검사	덱사메타손 억제 검사

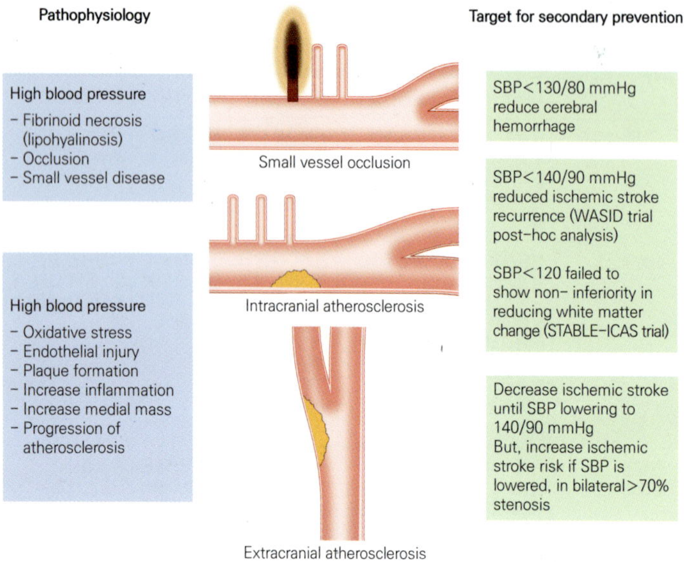

그림 2-15. **뇌경색 기전에 따른 목표 혈압**

② 뇌졸중 환자의 고혈압 약물 선택

고혈압 일차 약제로 사용되는 고혈압은 하단의 5가지로, 질환에 따른 추천 고혈압 약은 표 2-35를 참고

- ACE 억제제/안지오텐신 차단제
- 칼슘차단제
- 베타 차단제
- 티아지드 또는 티아지드유사 이뇨제
- 기타 약제들(루프이뇨제, 알도스테론 길항제, 알파차단제 등)
  - 어느 계열 약이 우위에 있다고 보기에는 어려움
  - 환자의 임상적 특성 및 동반질환에 따라 약물을 결정
  - 단, 베타 차단제의 경우, 치료 이득에 대한 논란이 있어 뇌졸중 환자에게 추천되지 않음

표 2-35. 질환에 따른 추천 고혈압약

동반질환	ACE억제제 또는 안지오텐신차단제	베타차단제	칼슘차단제	이뇨제
심부전	O	O		O
좌심실비대	O		O	
관상동맥질환	O	O	O	
만성신장질환	O			
뇌졸중	O		O	O
노인 수축기단독고혈압	O		O	O
심근경색 후	O	O		
심방세동 예방	O			
당뇨병	O	O	O	O

③ 고혈압 약물 별 특징

- 2022년 대한고혈압학회에서 제시한 고혈압 진료지침을 표 2-36를 참조
- 주의사항
  - 베타 차단제와 이뇨제 복합은 당뇨병의 발생 위험을 증가시킴
  - ACE 억제제 혹은 안지오텐신 차단제 및 알도스테론 차단제를 추가한 이후에는 1–2주 내에 전해질 크레아티닌 수치 확인이 필요
  - ACE 억제제 안지오텐신 차단제 및 nitroprusside는 임신 시 금기

표 2-36. 2022년 고혈압진료지침

	적극적 적응	적응가능	주의요망	금기
ACE억제제/ 안지오텐신차단제	심부전 당뇨병신장병증 만성신장질환		양측성 신장동맥협착증 고칼륨혈증	임신 혈관부종
베타차단제	협심증 심근경색증	빈맥성 부정맥	혈당 이상 증가 말초혈관질환	천식 심한 서맥
칼슘차단제	노인 고혈압 수축기단독고혈압 협심증		심부전	서맥 (non-DHP*)
이뇨제	심부전 수축기단독고혈압		혈당 이상 증가	통풍 저칼륨혈증

*Non-DHP, non-dihydropirydines

④ 저항성 고혈압

- 정의: 이뇨제를 포함한 작용 기전에 다른 충분한 용량의 항고혈압제를 3가지 이상 병합함에도 불구하고 혈압이 140/90 mmHg 미만으로 조절되지 않는 경우
- 고려사항
  - 부적절한 혈압측정
  - 비만, 수면 무호흡증, 음주
  - 체액 과잉 - 소금 섭취 과다
  - 약 순응도 부족
  - 기타 약제 부작용 - 진통제, 피임약, 부신스테로이드 호르몬, 한약제(감초 마황)
  - 이차성 고혈압

⑤ 가정혈압 측정

- 퇴원 시 가정 혈압을 측정하도록 교육 및 혈압 일기 배부
- 가정 혈압 측정법: 기상 후 화장실을 다녀온 후 5분 정도 안정한 상태에서 약을 먹기 전 혈압 측정

- 가정 혈압 측정이 필요한 경우
  - 백의 고혈압이 의심될 때
  - 진료실 혈압은 정상이나 일상생활에서 혈압이 조절되지 않는 가면 고혈압이 의심될 때
  - 진료실 혈압의 변동이 심할 때
  - 약제 치료에 반응이 적을 때

4) 혈당 관리

(1) 당뇨와 뇌졸중

- 당뇨의 진단: 다음 중 하나로 진단
  - 당화혈색소 6.5% 이상
  - 8시간 이상의 금식에서 혈장 포도당 농도 126 mg/dL 이상
  - 75 g OGTT에서 2시간 후 혈당 200 mg/dL 이상
  - 고혈당에 의한 무작위 증상이 있으며 무작위 혈당 200 mg/dL 이상
- 당뇨는 뇌졸중 환자의 20% 정도에서 발견
- Glycosylated end product, oxidized LDL 증가를 통해 죽상동맥 경화의 위험을 높임
- 혈액 점도를 올리고 적혈구 변형 능력을 저하
- 뇌경색 급성기에 혈당 조절이 잘 되지 않는 경우는 조기신경학적악화 및 출혈변환을 증가시키며 예후도 좋지 않음
- 혈당 조절이 잘 되지 않는 경우 뇌졸중 재발의 위험이 증가

(2) 급성기 뇌졸중의 혈당 검사 및 조절

① 입원 시 혈당 검사

- 입원 시 당화혈색소 검사를 시행
- BST: 보통 하루 4회(매 식전+취침 전)를 측정하며 저혈당 의심시 5회(3AM 추가)
- 금식 중인 경우 6시간마다(자정, 6AM, 정오, 6PM) 혈당을 측정하고 저혈당에 대한 주의가 필요

② 혈당 조절 목표

- 식전 혈당 <130 mg/dL
- 공복을 제외한 혈당 <180 mg/dL

(3) 저혈당

- 당뇨병이 있는 경우 70 mg/dL 이하이면서 혈당저하의 증상(허기짐, 발한, 손떨림, 두근거림)이 있는 경우 저혈당이 있다고 정의
- 저혈당 유발 가능 약제 - 인슐린, Sulfonylureas
- 저혈당의 치료
  - 의식이 있는 경우: 음식 섭취: 15 g 정도의 당류(과일 주스 혹은 사이다 반 컵) 섭취 후 15분 뒤 재측정 → 변화 없으면 재섭취
  - 의식이 없는 경우: 20% dextrose 수액 125 cc 정주 후 15분 뒤 측정 → 의식 회복 시 음식 섭취하도록 함

(4) 뇌졸중 이차 예방을 위한 혈당 조절 목표

- 당화혈색소의 목표 수치가 7% 미만이 목표
- 식전 모세혈관 혈장 포도당 80−130 mg/dL
- 식후 최고 모세혈관 혈장 포도당 <180 mg/dL
- 당화혈색소에 따른 평균 혈당 수치는 표 2-37참조

(5) 당뇨병 약제 별 특징

① 경구 약제 선택의 원칙

- 혈당강하 효과, 저혈당 위험도, 부작용, 동반질환(심부전, 죽상경화심혈관질환, 만성 신장질환) 여부, 나이 등을 고려(그림 2-16)
- 약물치료 시 metformin을 우선 사용하고 금기나 부작용이 없는 한 유지

표 2-37. 당화혈색소와 평균혈당의 관계

당화혈색소 (%)	추정평균혈당 (mg/dL)	추정평균혈당 (mmol/L)	예측되는 95% 신뢰구간(%)
<5.7	95	5.4	76-120
6	126	7.0	100-152
7	154	8.6	123-185
8	183	10.2	147-217
9	212	11.8	170-249
10	240	13.4	192-282
11	269	14.9	217-314
12	298	16.5	240-347

- 죽상경화심혈관질환을 동반한 경우 병용요법 시 심혈관 이익이 입증된 SGLT2 억제제 혹은 GLP-1 수용체 작용제를 포함한 치료를 우선 고려
- 혈당조절 실패의 위험을 낮추기 위해 진단 초기부터 병용요법을 적극적으로 고려

A. Metformin 병용에 적합한 약물로, SGLT2 억제제, DPP-4 억제제, GLP-1 수용체 작용제가 베타세포로 기능 호전, 혈당조절 지속성의 장범을 가지면서 체중증가나 저혈당 위험의 증가 없이 사용 가능

B. Sulfonlyurea와 Metformin의 병용은 저혈당 위험과 체중증가가 발생

C. 최근까지의 임상결과들로 metformin과 조기 병용하여 체중증가나 저혈당 위험, 위장관 부작용이나 감염 등으로 인한 약물중단 위험이 적으면서 혈당강하 효과와 치료 실패 위험을 낮추는 측면에서 장기간 사용하기에는 DPP-4 억제제가 우선 시도될 수 있음

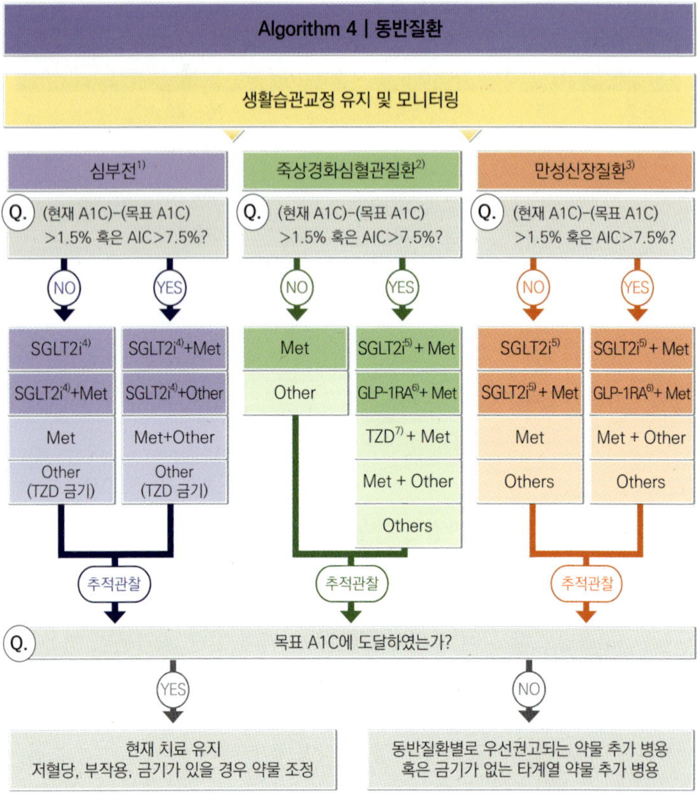

1) Particularly heart failure with reduced ejection fraction (HFrEF, clinical diagnosis of HF and LVEF ≤ 40%).
2) A history of an acute coronary syndrome or myocardial infarction, stable or unstable angina, coronary heart disease with or without revascularization, other arterial revascularization, stroke, or peripheral artery disease assumed to be atherosclerotic in origin.
3) eGFR<60 mL/min/1.73 m^2 or urine albumin creatinine ratio ≥ 30 mg/g.
4) Dapagliflozin, empagliflozin, ertugliflozin.
5) Dapagliflozin, empagliflozin.
6) Dulaglutide, liraglutide, semaglutide.
7) Pioglitazone.

GLP-1RA, glucagon-like peptide-1 receptor agonist; Met, metformin; SGLT2i, sodium-glucose cotransporter 2 inhibitor; TZD, thiazolidinedione.

그림 2-16. 심부전, 죽상경화심혈관질환, 만성신장질환을 동반한 2형 당뇨병 환자의 약물 치료

- 심부전을 동반한 경우 심혈관이익이 입증된 SGLT2 억제제를 포함한 치료를 우선 고려
- 알부민뇨가 있거나 추정사구체 여과율이 감소한 경우 심혈관 및 신장이익이 입증된 SGLT2 억제제를 포함한 치료를 우선 고려

② Metformin

- 간에서 당 신생성 감소, 간 지방 근육 등에서 인슐린 작용 증강
- 당화혈색소 감소: 1-2%
- 체중에 영향 없거나 감소
- 부작용: 소화기 장애(초기에 주로 나타나고, 시간지나면 호전), vitamin B12 결핍, 유산혈증
- 금기: eGFR 30 미만, 중증감염, 탈수, 패혈증

③ DPP-4 inhibitor

- GLP-1 분해를 억제 췌도세포의 인슐린 분비 촉진, 위장관 운동 저하 및 식욕억제, 식후 글루카곤 분비 감소
- 당화혈색소 감소 0.5-1%
- 식후 혈당 개선, 체중에 영향 없음
- 부작용: 비인두감염, 혈관부종/두드러기, 관절통
- 금기: 간기능 저하 saxaglipitin 및 vildagliptin은 유당불내성 시 금기
- 심부전 있는 경우 주의

④ SGLT-2 inhibitor

- 신장에서 포도당 재흡수를 억제, 소변으로 당 배설 증가
- 당화혈색소 감소 0.5-1.0%
- 주요심혈관 사건의 감소, 특히 심부전 보호 효과, 신기능 보호 효과, 체중 감소

- 부작용: 요로 감염, 배뇨 증가, 적혈구 용적률 증가, 케토산증
- 금기: 유당불내성(dapagliflozin, empagliflozin), eGFR 30 미만, 고령자, 중증간장애

⑤ GLP-1 agonist

- 포도당 의존 인슐린 분비 증가, 식후 글루카곤 감소, 위배출 억제
- 당화혈색소 0.8–1.5% 감소
- 뇌졸중을 포함한 심혈관 사건의 감소, 체중감소
- 일 1–2회 혹은 주 1회 피하주사
- 부작용: 위장관 장애
- 금기: 갑상선 수질암의 과거력, 가족력
- 급성 췌장염, 중증 간장애 신장장애 시 주의

⑥ Thiazolidinediones

- 근육 지방 인슐린 민감성 개선, 간에서 당신생성 감소
- 당화혈색소 0.5–1.4% 감소
- 인슐린 저항성 환자에서 뇌졸중 감소 효과
- 부작용: 부종, 체중증가, 골절, 심부전
- 금기: 심부전, 활동성 방광암 및 방광암 병력, 육안적 혈뇨

⑦ Sulfonylureas

- 췌장 베타세포에서 인슐린 분비 증가
- 식전 복용
- 당화혈색소 1.0–2.0% 감소
- 부작용: 저혈당, 소화장애, 간기능 이상, 관절통, 요통
- 금기: 중증의 간 신장장애, 임신 수유, 중증외상

(6) 신기능에 따른 약제 용량 조절

- 신기능에 따른 약제 조절은 그림 2-17을 참조

<table>
<tr><th>eGFR
(mL/min/1.73m²)</th><th>CKD1-2
≥60</th><th>CKD3a
59-45</th><th>CKD3b
44-30</th><th>CKD4
29-15</th><th>ESKD
<15</th></tr>
<tr><td>Metformin</td><td colspan="2"></td><td>최대용량 1000 mg/일 이하, 새로 시작하지 않음</td><td colspan="2">금지</td></tr>
<tr><td colspan="6">Meglitinides</td></tr>
<tr><td>Repaglinide</td><td colspan="4"></td><td>주의</td></tr>
<tr><td>Mitiglinide</td><td colspan="4"></td><td>주의</td></tr>
<tr><td>Nateglinide</td><td colspan="4"></td><td>금지</td></tr>
<tr><td colspan="6">DPP-4 inhibitors</td></tr>
<tr><td>Sitagliptin</td><td colspan="2">100 mg</td><td>50 mg</td><td colspan="2">25 mg</td></tr>
<tr><td>Vildagliptin</td><td>100 mg[1]</td><td colspan="4">50 mg</td></tr>
<tr><td>Saxagliptin</td><td colspan="2">5 mg[2]</td><td colspan="3">2.5 mg</td></tr>
<tr><td>Linagliptin</td><td colspan="5">5 mg</td></tr>
<tr><td>Gemigliptin</td><td colspan="5">50 mg</td></tr>
<tr><td>Teneligliptin</td><td colspan="5">20 mg</td></tr>
<tr><td>Alogliptin</td><td>25 mg[1]</td><td colspan="2">12.5 mg</td><td colspan="2">6.25 mg</td></tr>
<tr><td>Evogliptin</td><td colspan="5">5 mg</td></tr>
<tr><td>Anagliptin</td><td colspan="3">20 mg</td><td>100 mg</td><td>자료 없음</td></tr>
<tr><td colspan="6">SGLT2 inhibitors[3]</td></tr>
<tr><td>Dapagliflozin</td><td colspan="2">10 mg</td><td colspan="2">심부전 및 신장이득(≥25)[3]</td><td>새로 시작하지 않음</td></tr>
<tr><td>Empagliflozin</td><td colspan="2">10 mg/25 mg</td><td colspan="2">심부전 및 신장이득(≥20)[3,4]</td><td>새로 시작하지 않음</td></tr>
<tr><td>Ertugliflozin</td><td>5 mg</td><td colspan="4">자료 없음</td></tr>
<tr><td>Ipragliflozin</td><td>50 mg</td><td colspan="4">자료 없음</td></tr>
<tr><td colspan="6">Sulfonylureas</td></tr>
<tr><td>Gliclazide</td><td colspan="2"></td><td colspan="3">주의</td></tr>
<tr><td>Glimepiride</td><td colspan="2"></td><td colspan="3">주의</td></tr>
<tr><td>Glipizide</td><td colspan="2"></td><td colspan="3">주의</td></tr>
<tr><td colspan="6">Alpha-glucosidase inhibitors</td></tr>
<tr><td>Acarbose</td><td colspan="3"></td><td colspan="2">금지</td></tr>
<tr><td>Voglibose</td><td colspan="3"></td><td colspan="2">자료 없음</td></tr>
<tr><td colspan="6">Thiazolidinediones</td></tr>
<tr><td>Pioglitazone</td><td colspan="5"></td></tr>
<tr><td>Lobeglitazone</td><td colspan="5"></td></tr>
<tr><td colspan="6">GLP-1 receptor agonists</td></tr>
<tr><td>Liraglutide</td><td colspan="4"></td><td>자료 없음</td></tr>
<tr><td>Dulaglutide</td><td colspan="5"></td></tr>
</table>

(녹색) 용량 조절 불필요

1) eGFR ≥ 50 mL/min/1.73m² 용량 조절 불필요.

2) eGFR > 45 mL/min/1.73m² 용량 조절 불필요.

3) 이 사구체여과율 범위에서는 혈당강하효과는 제한적임.

4) 1일 10 mg 용량 사용.

CKD, chronic kidney disease; **ESKD**, end-stage kidney disease.

그림 2-17. 신장기능에 따른 당뇨병 약물 용량 조절

II. 뇌졸중 진단 및 치료

(7) 합병증 관리

① 말초신경병증

- 제2형 당뇨는 진단 시부터 당뇨병말초신경병증과 자율신경병증에 대한 선별검사를 하고 매년 검사를 권고
- 임상양상이 비전형적이거나, 신경병증 진단이 확실하지 않거나 다른 원인을 배제하기 위해 신경전도 검사를 실시하여 진단
- 기립저혈압이나 안정빈맥이 있는 경우 TCD-syncope test (tilt table test)를 고려
- 철저한 혈당 조절을 통해 말초신경병증과 자율신경병증의 발생과 진행을 지연할 수 있음
- 신경병성 통증이 있는 경우 통증 조절
- 매년 궤양과 절단의 위험인자를 확인하고 포괄적인 발 평가 및 관리를 함
- 심한 파행이 있거나 발동맥이 약하거나 ABI 0.9 이하인 경우 말초혈관검사를 고려함

② 당뇨병망막병증

- 당뇨병망막병증의 발생 위험을 낮추고 진행을 억제하기 위해 최적의 혈당 혈압, 지질조절을 권고
- 제2형 당뇨 환자는 진단과 동시에 망막 주변부를 포함한 안저검사 및 포괄적인 안과 검진을 권고
- 이후 매년 안과 검진, 망막병증 소견이 없고, 혈당이 잘 조절되면 1-2년 간격으로 검사
- 당뇨병이 있는 여성이 임신을 계획하는 경우 미리 안과검진을 권고
- 증식당뇨망막병증이 있는 경우 범망막광응고 시행을 위해 안과에 의뢰
- 당뇨망막병증이 황반부종을 동반하는 경우 항혈관내피성장인자 혹은 덱사메타손임플랜트의 유리체주입술을 위해 안과에 의뢰

5) 조기신경학적악화

(1) 정의

- 조기신경학적악화(early neurologic deterioration, END)의 정의로 여러가지 기준이 제시되었고 아직 통일되지 않음
- Acute stroke study (ECASS) I 그룹은 24시간째에 초기 상태와 비교하여 의식에서 Scandinavian Neurological Stroke scale 2점 이상 감소될 때, 운동 상태가 3점 이상 감소될 때로 정의하였고 다른 연구에서는 5일째에 초기 상태와 비교하여 National Institute of Health Stroke Score (NIHSS) 2점 이상 증가할 때로 정의하였음
- 증상 발생 48시간에서 72시간 이내의 신경학적 악화는 비교적 흔하며(19%–37%) 환자의 단기 및 장기 예후에 영향을 미침

(2) 조기신경학적악화 관련 인자(표 2-38)

표 2-38. 조기신경학적악화와 관련된 인자들

신경학적 원인	비신경학적 원인
뇌경색 부위의 출혈성 변환	패혈증
뇌부종(두개강내상승을 동반한)	저나트륨혈증이나 고이산화탄소혈증과 같은 대사성 장애
혈전 증가와 재협착(뇌혈관 시술 이후)	독성뇌병증을 유발하는 약물
최근 뇌경색 재발	고혈당증
측부순환 약함	저산소증
큰동맥폐색(중대뇌동맥 영역의 33% 초과된 부위의 저음영 또는 CT에서 중대뇌동맥부위의 조영증강)	고혈압 또는 저혈압
뇌졸중 후 경련	탈수, 발열, 심방세동

(3) 일반적인 중재

① 뇌경색 출혈성 변환: 영상검사를 바로 시행, 항혈전제 중단 고려, 필요시 뇌혈관시술 시행

② 뇌부종: 삼투요법, 두부거상, 진정, 개두술 등을 고려. steroid는 효과가 입증되지 않음

③ 뇌혈관 재협착과 혈전 진행: 재협착이 예상되는 경우에는 혈관영상검사 확인이 도움이 됨. 혈압저하가 없는지 살펴보고 필요시 수액이나 승압제 사용 또는 혈압상승요법, tPA 투여나 혈전제거술이 필요할 수도 있음

④ 비신경학적 원인: 저산소증 환자에서는 산소 적용, 탈수 환자에서는 생리식염수 투약, 38도 이상의 발열 환자에서는 acetaminophen 등 원인에 따라 적절히 치료

6) 뇌졸중 합병증

뇌졸중이 발생한 환자들은 뇌졸중으로 인한 뇌의 손상 및 뇌졸중의 증상, 그리고 뇌졸중 치료와 관련하여 다양한 합병증이 발생할 수 있음. 흔한 뇌졸중 합병증으로는 출혈성 변환, 소화기계 출혈, 뇌졸중 후 경련, 감염, 심부정맥혈전증 등이 있음

(1) 출혈 변환(Hemorrhagic transformation)

뇌경색 이후 임상적 악화를 동반한 출혈성 변환은 대략 5% 정도 발생

① 기존의 뇌경색 증상으로 설명되지 않는 새로운 신경학적 증상, 두통, 의식저하 발생 시 CT, brain 촬영하여 뇌출혈 또는 뇌경색 부위의 출혈성 변화를 확인(표 2-39).

② Asymptomatic hemorrhagic transformation, hemorrhagic infarction−1,2의 경우, 항응고제/항혈소판제를 유지하며 혈압조절(systolic BP＜140 mmHg)

③ Symptomatic hemorrhagic transformation, parenchymal hemorrhage-1의 경우:
- 항응고제/항혈소판제를 유지 또는 감량이나 변경을 고려
- 혈압 조절(systolic BP<140 mmHg), follow-up image (Day 5 정도에 고려하나 증상에 따라 추가 검사)

④ Symptomatic hemorrhagic transformation, parenchymal hemorrhage-2의 경우:
- 항응고제/항혈소판제 중단을 고려
- 혈압 조절(systolic BP<140 mmHg), follow-up image (Day3 and 5 정도에 고려하나 증상에 따라 추가 검사)

표 2-39. Types of hemorrhagic transformation according to ECASS criteria

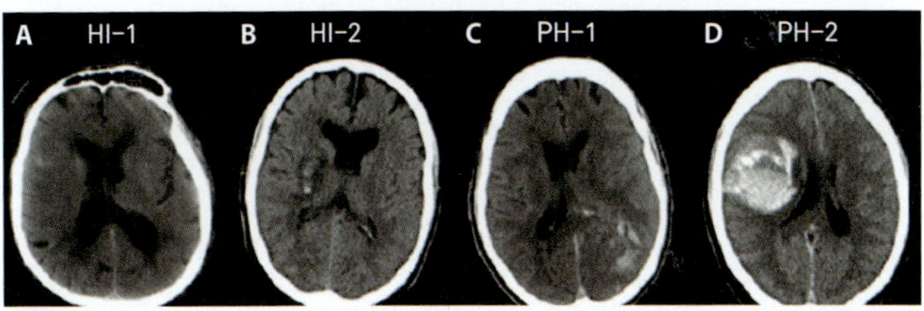

A	Hemorrhagic infarction - 1	Isolated petechial staining of infarcted tissue without mass effect
B	Hemorrhagic infarction - 2	Confluent patechial bleeding in infarcted tissue without mass effect
C	Parenchymal Hemorrhage - 1	Homogeneous high attenuation lesion with minimal mass effect occupying less than 30% of the infarcted area
D	Parenchymal Hemorrhage - 2	Lesion occupying more than 30% of the infarcted area with definite mass effect Possible extension of hemorrhage into the ventricular space, As well as any hemorrhage outside the infracted area

표 2-40. 환자에 대한 항혈전제 역전 방법 진료지침

항혈전제	출혈 발생 시 대처 방안
항혈소판제	- Desmopressin 0.4 mcg/kg IV 1회 - 신경외과 수술 시 혈소판 수혈 병행
Warfarin	- PT INR≥1.4일 경우, Vitamin K 10 mg IV + 3 or 4 factor PCC IV - FFP 10-15 mL/kg IV (PCC 투여할 수 없을 때)
Rivaroxaban, Apixaban, Edoxaban	활성탄 50 g 경구투여(약제 복용 2시간 이내)
Dabigatran	- 활성탄 50 g 경구투여(dabigatran 복용 2시간 이내) + Idarucizumab 5 g IV (in two 2.5 g/50 mL vials) - Idarucizumab 투여에도 불구하고 출혈 지속될 경우, 혈액투석 또는 idarucizumab 재투여
Heparin	- Heparin 투약 2-3시간 이내: heparin 100 unit당 Protamine 1 mg IV (최대 50 mg)
Enoxaparin	Enoxaparin 투여 후 8시간 이내: enoxaparin 1 mg마다 protamine 1 mg IV (최대 50 mg) Enoxaparin 투여 후 8-12시간: enoxaparin 1 mg마다 protamine 0.5 mg IV (최대 50 mg)
Dalteparin, Nadroparin	Dalteparin, nadroparin 투여 후 반감기 5배 이내: 해당 약물의 100 anti-Xa units마다 Protamine 1 mg IV (최대 50 mg)
Alteplase Tenecteplase	Cryoprecipitate 10 unit 정맥투여 (fibrinogen<200 mg/dL일 경우 10 unit 추가 투여) ± 출혈과 혈전 위험성을 고려해 꼭 필요한 경우, Tranexamic acid 1,000 mg (10분 동안) + 추가 1,000 mg (8시간 동안) 정맥주사

- Life threatening hemorrhage인 경우, 항응고제/항혈소판제의 역전이 필요시, 표 2-40 참고
- 뇌전증발작(epileptic seizure)이 동반되거나, 뇌파발작이 확인되는 경우 항경련제 처방

⑤ Hemorrhagic transformation으로 항응고제/항소판제 투약을 중단한 경우 추적 영상 검사 결과를 고려하여 재투약 시점 결정

(2) 위장관 출혈

급성 뇌졸중 환자의 1.5–3%에서 발생

① 위험 인자

- 고령, 뇌졸중 중증도, 후방순환뇌경색(posterior circulation stroke), 감염, 고혈압, 간경화, 뇌졸중 이전 의존도(prestroke dependence), 소화성 궤양 질환 및 암 과거력

② 예방

- 대변잠혈검사
- 최근 내시경 검사 유무와 결과, 복용약 및 고위험 환자군 확인.
- 고위험 환자의 경우 예방적 proton pump inhibitors (PPI), H2 antagonist 사용 고려

③ 중재

- Melena, hematochezia가 동반된 경우 항응고제/항혈소판제를 중단
- 활력징후 확인
- CBC, coagulation test, Ab screening test, 대변잠혈검사
- 정맥 주입로 확보 및 생리식염수 투약
- Continuous PPI infusion
  - Loading: IV Pantoprazole 40 mg 2 VIA
  - Maintenance: IV Pantoprazole 8 mg/hr for 72 hours
- 증상에 따라 응급 위내시경 또는 대장내시경 검사를 통한 지혈 고려
- 약 중단 또는 역전 지침은 2. 치료적 접근 (3) 항응고제 파트 참고
- 위장관 출혈 원인 교정 여부 및 급성기 뇌졸중의 원인에 따른 재발률을 고려하여 항응고제/항혈소판제 시작 시점 결정

(3) 발열 및 감염

- 급성 뇌경색 환자가 발열이 있을 때는, 감염 및 중추성 열(central fever), 약물열(drug fever) 등을 감별해야 함
- 그 중 가장 중요한 것이 감염으로, 흡인성 폐렴, 비뇨기계 감염 등에 대한 의심이 꼭 필요
- 항생제 사용 전 다음과 같은 검사를 시행
  : 균 배양검사를 포함한 진단 검사(CBC, chemical battery, electrolyte battery, CRP, Urinalysis, ABGA, lactic acid, chest x-ray, blood culture, urine culture, sputum culture)를 시행
- 정상 체온 유지 위해 해열제 사용을 고려

① 흡인성 폐렴(Aspiration pneumonia)

- 급성 뇌졸중 환자의 4-10%에서 폐렴 발생
- 뇌졸중 후 폐렴에서 60%가 흡인(aspiration)이 원인

A. 위험인자

- 삼킴장애 및 의식저하, 고령(>65세), 뇌졸중 중증도, 인지장애, 위산억제제 복용력

B. 예방

- 입원 시 삼킴 장애에 대해 조기 평가(삼킴장애평가 등) 및 관리가 중요함
- 삼킴장애가 있는 환자의 경우 평가 전에는 금식 유지하고, 삼킴장애선별검사를 시행한 후, 결과에 따라 첫 식이를 시작
- 흡인의 위험이 높으면, 비위관을 통한 음식물을 공급
- 반좌위(semirecumbent position)로 식이 진행
- 간호: 'III. 뇌졸중 환자의 간호→ 02. 기타 간호 중재' 참고

C. Symptom & sign

- 감염 증상(예: 발열, 백혈구 증가 등), 흡인과거력, 가래, 기침 발생 및 증가, saturation 저하, 호흡수 상승 등

D. 치료(표 2-41)

- 흡인성 폐렴은 그람 음성 박테리아와 그람 양성 균에 대한 경험적 항균 요법이 필요함. 보통 ampicillin-sulbactam, amoxicillin-clavulanate, fluroquinolone (levofloxacin, moxifloxacin), carbapenem (ertapenem), ceftriaxone 사용을 고려
- 병원감염성폐렴(Hospital-acquired aspiration pneumonia) 환자에게서 다제내성 위험성이 있다면 piperacillin-tazobactam, cefepime, levofloxacin, carbapenem (meropenem) + either aminoglycoside or colistin을 고려

② 요로 감염(Urinary tract infection)

급성 뇌졸중 환자의 11-15%에서 발생

A. 위험 인자

- 고령, 유치도뇨관 삽입, 뇌졸중 중증도, 여성, 잔뇨 100>mL 이상

B. 예방

- 유치도뇨관은 필요한 사람에게만 시행

C. Symptom and sign

- 감염 증상(예: 발열, 백혈구 증가 등), 소변량 감소, 빈뇨 및 뇨절박, suprapubic pain or flank pain

D. 치료(표 2-41)

- E. coli, Enterobacterales (Klebsella spp, Proteus spp etc.), Pseudomonas 등의 그람 음성 박테리아에 대한 치료가 필요
- 보통 ciprofloxacin, ceftriaxone, piperacillin-tazobactam 또는 levofloxacin 사용
- 다제내성의 위험이 있거나, 최근 3개월 이내 소변에서 다제내성균이 나온 경우, 의료시설에 입소해 있거나, 광범위 항생제 사용 병력이 있는 경우 cefepime, piperacillin-tazobactam의 사용 고려

– 최근 ESBL (extended–spectrum beta–lactamases) 동정된 기왕력 있을 시, meropenem 또는 imipenem 사용 고려

표 2-41. 흡인성 폐렴 또는 요로 감염에서의 항생제 치료

성분명	용량, 투여간격, 투여방법
Ampicillin-sulbactam	1.5-3 g every 6 hr, IV
Amoxicillin-clavulanate	875 mg twice daily, oral
Piperacillin-tazobactam	4.5 g every 8 hr or 3.375 g every 6 hr, IV
Ceftriaxone	1-2 g once daily, IV
Cefepime	2 g every 8-12 hr, IV
Ciprofloxacin	400 mg IV every 12 hours or 500 mg orally twice daily
Ertapenem	1 g once daily, IV
Imipenem	500 mg every 6 hr or 1 g every 8 hr, IV
Meropenem	1 g every 8 hr, IV
Levofloxacin	750 mg once daily, IV or oral
Moxifloxacin	400 mg once daily, IV or oral
Clindamycin	450 mg three or four times daily, oral; or 600 mg every 8 hr, IV
Gentamicin or tobramycin†	5-7 mg/kg once daily, IV
Amikacin†	15 mg/kg once daily, IV
Colistin‡	9 million IU per day in two or three divided doses, IV
Vancomycin†	15 mg/kg every 12 hr, IV
Linezolid	600 mg every 12 hr, IV or oral

IV = intravenous;

† The dose should be adjusted to a trough level of less than 1 mg per liter for gentamicin and tobramycin, a trough level of less than 4 mg per liter for ami-kacin, and a trough level of 10 to 15 g per milliliter for vancomycin, with renal function taken into consideration in all cases.

‡ A loading dose of 6 million to 9 million IU can be administered.

(4) 혈전증(Thromboembolism)

① 심부정맥혈전증(Deep vein thrombosis, DVT)

급성 뇌경색 환자의 1–10%

A. Symptom and sign: 하지부종, Homans' sign

B. 예방(표 2-42)

- 부동 환자에게는 금기가 없으면 intermittent pneumatic compression (IPC)를 적용
- Prophylactic–dose subcutaneous heparin (unfractionated heparin or LMWH) 및 조기 재활 고려

C. 진단

- D–dimer (정상 범위일 경우 DVT 배제 가능), CT, lower extremity venography 또는 SONO, lower extremity venous Doppler (bilateral)

D. 항응고 치료

–혈전증의 항응고치료는 표 2-43을 참고

② 폐색전증(Pulmonary thromboembolism, PTE)

급성 뇌경색 환자의 1–3%에서 발생

A. Symptom and sign: 호흡 곤란(dyspnea, 빈호흡 등), 빈맥, 늑막성 흉통(pleuritic chest pain), 객혈, 폐침윤(pulmonary infiltrate), 흉수, 저산소증, d–dimer 상승 등

표 2-42. Anticoagulation Regimens for thromboprophylaxis

약물	용량, 용법, 투여 간격
Unfractionated Heparin	5000 Units SC every 12 hrs or every 8 hrs
Enoxaparin (LMWH)	40 mg SC once daily or 30 mg SC twice daily 30 mg once daily for patient with renal failure (CrCL < 30 mL/min)
Dalteparin (LMWH)	2500 Units SC once daily or 5000 Units SC once daily

표 2-43. Venous thromboembolism에 대한 항응고제 용량

성분명	초기 치료(0-7days)		유지 치료 (7days upto 3-6 months)
	심부정맥혈전증	폐색전증(non-massive)	
Unfractionated heprain	aPTT에 따른 조절		
LMWH (sc)			
Dalteparin	200 IU/kg qd	200 IU/kg qd or 120 IU/kg bid	150 IU/kg
Enoxaparin	1.5 mg/kg qd	15 mg/kd qd or 1 mg/kg bid	1 mg/kg
DOACs (po)			
Rivaroxaban	15 mg bid (3weeks)		20 mg qd after 3 weeks
Apixaban	10 mg bid (1week)		5 mg bid after 1 week
Edoxaban			60 mg qd after LMWH 30 mg qd in ClCr of 30-50 mL/min or a body weight < 60 Kg
Dabigatran			150 mg bid after LMWH
Warfarin			According to INR of 2-3

B. 검사: chest x-ray, EKG, ABGA, D-dimer, CT.pulmonary angiography, echocardiography, screening for DVT, pulmonary angiography, ventilation/perfusion scan

C. 치료

- 쇼크나 저혈압이 없는 경우 D-dimer, CT, pulmonary angiography를 통해 폐색전증을 진단하고 항응고 치료 시작
- 혈역학적 불안정이 있거나 다량의 폐색전증이 있는 경우, CT, pulmonary angiography, echocardiography를 시행하여, 혈전용해술(systemic thrombolysis)을 시행

- 항응고 치료를 시행하지 못하는 경우에는 색전절제술 (surgical embolectomy), catheter-directed thrombolysis를 고려

– 폐동맥혈전증 환자에서 항혈전제 사용이 금기인 경우, 하대정맥 필터 삽입 고려(그림 2-18)

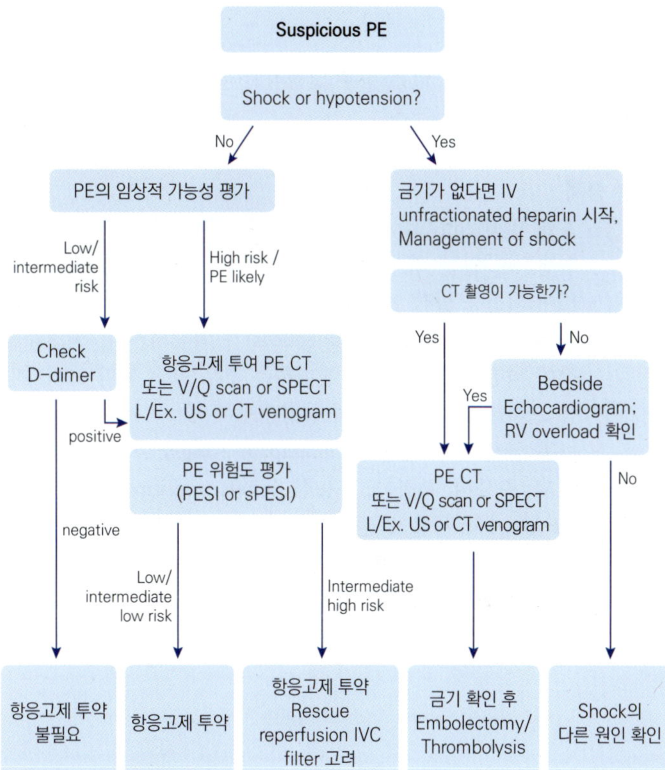

그림 2-18. 폐색전증의 치료. PE = pulmonary embolism; RV = right ventricle. PE 위험도 평가는 PESI (pulmonary embolism severity index) 또는 sPESI (simplified pulmonary embolism severity index)를 이용

(5) 뇌졸중 후 뇌전증 발작(Post-stroke seizure)

급성기 뇌졸중 후 4–5.9%에서 발생

① 위험인자

- 뇌출혈, 출혈변환(hemorrhagic transformation), 뇌졸중 중증도, 대뇌 병변, 치매 과거력, 지주막하 출혈

② 예방

- 뇌전증 발작이 없는 경우 일률적인 예방적 항경련제는 사용하지 않음

③ 중재

- 경련 발작(convulsive seizure)이 없는 경우라도, 뇌병변으로 설명되지 않는 의식 저하가 있을 경우에 뇌파 검사를 시행하여 뇌전증 발작 여부를 확인
- 뇌전증 지속상태(status epilepticus)가 의심되거나, 뇌전증발작이 뇌전증 지속상태로 진행하는 경우 지속 뇌파 모니터링을 고려하고, 그에 준하여 항경련제 투약
- 보통 급성 경련 발생 시 lorazepam 2 mg을 우선 투약하며, 이후 주사제 부하가 가능한 levetiracetam, valproate, fosphenytoin 등을 우선적으로 사용
- 퇴원 시에는 경구 제제로 변경
- 뇌파 검사 결과에 따라 약물 용량 및 추가 결정(표 2-44)

표 2-44. 항경련제의 종류와 용량

종류	부하 용량	유지 용량(/일)	기타
Acute seizure 발생 시			
Lorazepam	2 mg 1 amp		
Diazepam	5 mg mg		
주사제 및 경구제 가능 약물			
Levetiracetam	1000-4500 mg	1000-3000 mg	
Valproic acid	20-45 mg/Kg	10-60 mg/kg	투약속도 1.5-3 mg/kg/min
Phenytoin	18-20 mg/kg	5-6 mg/kg (po 200-400 mg)	투약속도 50 mg/min 이하
Fosphenytoin	20 mgPE/Kg	5 mgPE/Kg	투약속도 150 mgPE/min 이하
Lacosamide	200-400 mg	200-600 mg (po 200-400 mg)	주사제 15-30 min에 걸쳐 투약
경구제			
Carbamazepine	200 mg bid	400-1600 mg	
Clobazam	10-20 mg/day	10-40 mg	
Lamotrigine	12.2-25 mg bid	200-500 mg (단독)	경구제 서서히 증량 valproate병용 시 감량 고려
Oxcarbazepine	300 mg bid	1200-2400 mg	
Perampanel	4-6 mg/day	4-12 mg	
Phenobarbital	50-100 mg/day	50-200 mg	
Topiramate	50 mg bid	100-400 mg	
Zonisamide	100-300 mg	200-500 mg	

(6) 낙상

- 급성 뇌졸중 환자의 25%, 심한 손상은 5%에서 발생

① 위험 인자

- 인지 저하, 무시증후군, 다약제복용 등

② 예방

- 낙상 및 골절의 위험도, 섬망 위험도 사전 평가 및 낙상 교육, 필요시 억제대 적용

③ 중재(그림 2-19)

- 낙상 발생 시에는 활력징후를 먼저 확인하여 심폐소생술이 필요한 상황인지 판단
- 활력 징후가 안정적일 경우 목 고정, 의식 및 동공 사정, 발작 유무, 머리와 목 등 낙상 부위 통증 및 외상 확인
- Brain CT, C spine x-ray 및 외상 부위 골절 확인 검사 필요

(7) 심리적 합병증

① 뇌졸중 후 우울(Post stroke depression)

- 급성 뇌졸중 환자의 5-67% 정도에서 발생
- 위험 인자
  : 신제적 의존도, 뇌졸중 중증도, 뇌졸중 이전 우울증 병력, 인지 장애, 가족 및 사회적 지지 저하
- Symptom & sign
  : 우울감, 무쾌감증(anhedonia), 기력 저하, 집중력 저하, 정신 지체 증상
- 항우울제(SSRI, SNRI or tricyclic antidepressants), 심리 치료, 운동

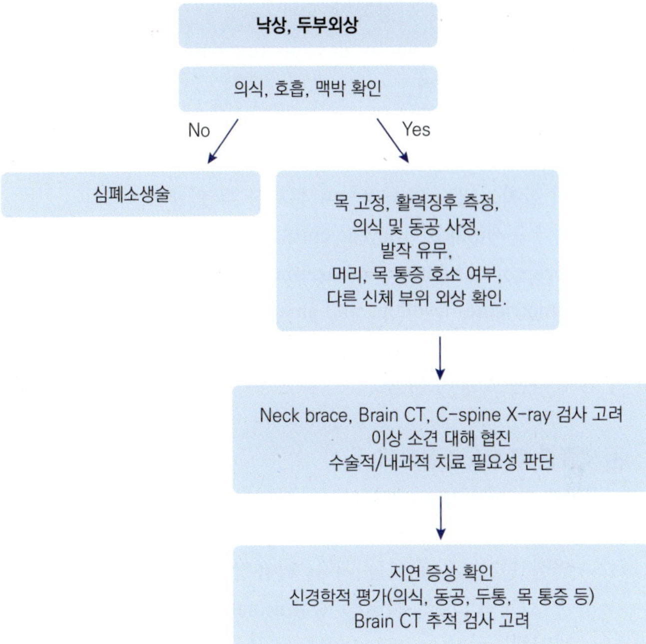

그림 2-19. **낙상 시 중재**

② 뇌졸중 후 불안(Post-stroke anxiety)

- 급성 뇌졸중 환자의 3–17%로 보고
- Symptom & sign: 과도한 불안 또는 걱정, 걱정에 대한 조정 실패
- 항우울제/항불안제, 심리행동치료

③ 감정실금(Emotional incontinence)

- 급성 뇌졸중 환자의 6–34%에서 보고
- 위험 인자

- 심한 운동 및 신경학적 장애,
- fronto–lenticulocapsular–pontine base area,
- 우울증 과거력

– Symptom & sign: 원인이 명확하지 않은 과도하고 부적절한 울음 또는 웃음, 또는 일반적인 자극에 대한 과도한 반응 등이 갑작스럽고 간헐적이며 통제할 수 없게 나타남
– 항우울제(SSRIs, tricyclic antidepressants, selective adrenergic receptor inhibitors, reboxetine, venlafaxine, mirtazapine), lamotrigine, levodopa and amantadine.
– 뇌졸중 후 감정 실금이 뇌졸중 후 우울보다 SSRI에 더 잘 반응하는 경향이 있음

**④ 뇌졸중 후 분노조절장애
(Post-stroke aggression and anger proneness)**

– 급성 뇌졸중 환자의 15–35%에서 보고
– 위험 인자: 운동 기능 저하, 발음장애, 뇌졸중 중증도, 뇌졸중 과거력, 병전 불안정 성향(neuroticism personality), 우울증 과거력, monoamine oxidase A activity 저하, fronto–lenticulocapsular–pontine base area
– Symptom & sign: 과도하게 예민, 충동적, 적대적, 참을성 결여
– SSRIs (fluoxetine and citalopram), beta adrenergic antagonists, lithium

⑤ 뇌졸중 후 피로(Post-stroke fatigue)

– 급성 뇌졸중 환자의 23–75%에서 보고
– 위험 인자: 신경학적 결손, 우울, 장애, 고혈압, 약물(안정제, 항우울제), 식욕 저하, 수면 장애
– Adrenergic/dopaminergic drugs (modafinil)
– SSRIs는 효과적이지 않음

악성 뇌경색에서의 치료적 접근 03

1 악성 뇌경색의 치료

1) 악성중대뇌동맥뇌경색 또는 커다란 소뇌경색 환자에서 의식 수준의 변화, 편측/양측 동공 확장, 뚜렷한 국소 신경학적 악화 또는 심한 두통, 구토 등의 증상이 새로 나타나는 경우 뇌부종에 의한 뇌압 상승 및 뇌탈출을 의심하고 뇌 CT(비조영)를 바로 시행하여 확인

2) 뇌부종의 악화로 인한 중심선이동(midline shifting), 뇌탈출 등의 진행이 예상되면, 중환자실에서 면밀한 감시가 필요

3) 악성 뇌부종 예측 인자의 소견이 나타나는 경우
- 수술 또는 시술의 필요성을 먼저 판단(감압적 반두개골절제술, 뇌척수액배액)하며, 삼투요법(osmotherapy)을 시작 → 세부내용은 '2. 삼투요법 프로토콜' 참고
- 수술이 약물 치료만 하는 것보다 항상 더 우월한 것은 아니므로, 환자의 상태, 기저질환 등을 고려하여 결정하며, 수술은 뇌경색 발생으로부터 24-48시간 이내에 고려

4) 악성 뇌부종의 예측인자

- 증상 발생 24시간 이내에 촬영한 뇌영상에서 한쪽 중대뇌동맥 영역의 1/3 이상
- 48시간 이내 시행한 영상에서 중대뇌동맥영역의 2/3 이상의 뇌경색이 확인된 경우
- NIHSS 18점 이상의 중증 뇌경색

5) 혈압관리 및 수액

- 정상혈액량(normovolemia)으로 유지하며, 가급적 저나트륨혈증이 발생하지 않도록 주의
- 목표혈압: 일반적으로 180/100–105 mmHg 이하로 조절하며, 뇌관류압을 고려하여 너무 혈압이 낮아지는 상황도 피해야하므로, 두개외/두개내뇌혈관의 상태 및 환자의 전신 상태를 같이 고려하여 목표 혈압을 조정
- 감압적 반두개골절제술을 시행하는 경우 첫 8시간 동안, 또는 전체 해당 영역에 악성 뇌경색이 진행한 경우: 140–160 mmHg으로 목표 혈압 하향 조정 고려
- 출혈 변환이 크게 동반되어 있는 경우: 140 mmHg 이하로 조절

6) 수술의 진행 여부와 관계없이 신경계 중환자실로 이실하여 다음과 같은 처치를 같이 진행

(1) 기본 처치

- 기관내삽관, 동맥관 삽입, 중심정맥관 삽입
- 자세: 두부거상 30–45도, 고개는 되도록 가운데에 위치시키며, 경동맥을 압박할 수 있는 요소 제거
- 저산소증, 고이산화탄소혈증, 저나트륨혈증, 발열, 고혈당증 등의 유발/악화 예방
- 뇌전증발작에 대한 적절한 처치와 예방

(2) 진정제/진통제 투여

- 불안, 초조 증세에 대한 적절한 약물 투여로 두개내압 상승 예방
- 기계환기 환자에 대한 적절한 수준의 진정

(3) 과환기요법

- 이산화탄소 농도 감소를 통한 호흡알칼리증을 유도하여 뇌혈관 수축 및 두개내압 감소 효과
- 목표 이산화탄소동맥분압: 30–35 mmHg
- 지속 시에는 뇌혈류 감소 효과로 오히려 악영향 줄 수 있으므로 약 2시간 이내로 단기간만 고려

(4) 침습적 두개내압 감시가 가능한 경우, 뇌관류압 최적화

- 목표 두개내압: <20 mmHg
- 목표 뇌관류압: 70–100 mmHg (목표치 유지를 위해 과도한 수액 또는 승압제 사용이 요구되는 경우, 호흡부전 유발할 수 있으므로 60 mmHg 미만이 되지 않도록 유지)

(5) 삼투요법

- 뇌용적 감소를 통한 두개내압 감소 효과
- 만니톨, 고장식염수 → 프로토콜은 (2) 참고

(6) 목표체온조절요법

- 뇌부종이 심한 환자에서 심부체온을 낮추어 두개내압 감소 유도
- 혼수상태인 CPCR survivor 환자 또는 심한 뇌부종 환자, 급성 뇌손상으로 인한 두개내압 상승에서 적용
- 금기: Glascow coma scale (GCS)≥8의 반응 있는 환자, 활동성 출혈이 있는 환자(특히, ICH), 패혈증, 혈역학적으로 불안정한 부정맥 환자, 서맥(심박수<45), QT 연장(>550 ms)있는 환자, 임산부, 항응고치료 사용 중인 환자

(7) 바비튜르산염 혼수요법

- 상기 방법들로 조절되지 않는 심각한 뇌부종과 두개내압 상승 환자에서 고려
- 선행조건: 기관내삽관 및 기계 환기, 호기말이산화탄소분압 모니터링, 동맥관 및 정맥관 삽입
- 지속뇌파감시, 두개내압 감시 병행
- 혼수요법 하는 동안에는 정맥영양
- Thiopental
    - 부하용량: Pentotal 1vial (500 mg) 정맥주사(생리식염수 100 cc 혼합 주입 가능)
    - 유지용량: 3–5 mg/kg/hr
    - 목표: 지속뇌파모니터링상에서 6–8초 간격으로 돌발파가 발생하는 돌발파억제(burst–suppression) 형태가 관찰되도록 용량 조절
    - 치료적 혈장 농도 수준: 6–8.5 mg/dL
    - 감량: 12시간마다 1/2씩 감량 투여

2 삼투요법 프로토콜

- 삼투요법으로는 만니톨과 고장식염수가 대표적(표 2-45)

1) 만니톨

(1) 삼투 이뇨 작용을 통한 두개내압 감소 및 혈액점도 감소 효과

- IICP crisis가 의심되는 상황에서 시작 용량으로 만니톨 투여
- 이후 뇌부종 확인되면 4–6시간마다 f/u 혈액 검사 결과에 따라 유지 용량 범위에서 용량을 조절해 가면서 사용

표 2-45. 만니톨과 고장식염수 비교

	만니톨	고장식염수
투여 용량 및 경로	- IICP crisis일 때 초기 용량: 1-2 g/kg (3-6 btl/day) 정맥주사 - 유지 용량: 0.25-2.0 g/kg 매 4-6 hrs마다	- Bolus: 11.7% (40 mEq/20 cc) 3 ample을 10분에 걸쳐 정맥주사 - 지속주입: 3% saline 0.1-1.0 mL/kg/h - 중심정맥관을 통한 투여가 원칙 (단, 중심정맥관이 확보되지 않은 환자에서 IICP crisis에 대해 신속한 투여가 필요한 경우에는 말초정맥으로 투여 가능, 정맥염 또는 말초정맥혈전증 발생하지 않는지 관찰 필요)
모니터링	- 시작 전, 매 투여 1시간 전 - Glucose, BUN, Na, K, osmolarity - osmolar gap>55 mOsm이면 skip. - 매일 1회 혈액검사(ABGA, creatinine, Mg, Ph)	- 전해질: Na 150-160 (160 mEq/L 초과하지 않도록 조절)
장점	- 중심정맥관이 필요하지 않음. - 울혈성심부전 등의 혈량과다가 문제되는 환자의 경우, 고장식염수보다 우선적으로 고려	- 혈량저하증 또는 저혈압 등의 문제가 있는 환자의 경우에는 만니톨보다 우선적으로 고려할 수 있음
단점 및 합병증	- 만니톨 유도 신독성, 탈수, 반동 현상(중단시 두개내압 상승 가능)	- Hyperchloremic metabolic acidosis - 중심성 뇌교 수초용해증 - 폐부종 - 말초 혈관으로 투여 시, 말초정맥 혈전증 또는 조직 괴사 주의 - bolus 또는 빠른 정맥 주사 투여 시, 일시적 저혈압 발생 주의

(2) 모니터링

- 만니톨 삼투 요법 시작 전, 매 투여 1시간 전에 아래의 혈액검사를 f/u하며 용량을 조절
  - Glucose, BUN, electrolyte (Na, K), osmolarity, creatinine
  - Osmolar gap>55 mOsm이면 투여 건너뜀

- Osmolar gap = [Measured osmolarity] - {2[Na]+[Glucose]/18+[BUN]/2.8}
- 매일 1회 혈액검사(ABGA, Magnesium, Phosphate)
- Osmolar gap이 이전과의 차이가 20 mOsm 이상, 혈청 나트륨 > 160 mEq/L, 신기능 저하, input/output의 심한 불균형이 있는 경우, f/u 뇌 CT, 증상 등을 종합적으로 고려하여 위험-이득 비교에 따라 만니톨 투여 보류를 결정

(3) 감량

IICP crisis가 해소되면, 서서히 감량하며 중단 (만니톨 중단 시, 반동 현상이 발생할 수 있으므로, 투여 양 또는 간격을 서서히 감량하여 중단)

(4) 약효

시작: 1-5분, 혈중 최고치 도달: 20-60분, 지속시간: 1.5-6시간

2) 고장식염수

- 심방나트륨이뇨펩티드(atrial natriuretic peptide, ANP) 분비 자극을 통한 이뇨 효과
- 만니톨에 반응하지 않는 경우 사용
- 혈량저하증, 저혈압 등의 문제가 있는 경우 만니톨보다 우선적으로 투여 고려할 수 있음

3 목표체온조절요법 프로토콜

– 목표체온조절요법은 표 2-46를 참조

표 2-46. 목표체온조절요법

유도	(1) 냉각 전 - Levin tube, esophageal probe, foley catheter thermistor 삽입 - Cooling pad 적용 - 혈액검사(CK, CK-MB, Troponin-I, Magnesium, phosphate, calcium, serum osmolarity, ABGA, amylase, lipase, urinalysis) (2) 냉각 속도를 최대화하여 목표 체온에 4시간 이내에 도달 목표 (3) 오한예방중재 - Magnesium sulfate 0.5 g/hr (또는 2 g 천천히), 목표 혈청 수치: 3-4 mg/dL - 가온모포(warming blanket)을 이용한 체표면보온 - Antishivering and analgosedation (3단계부터는 기도삽관이 가능한 환경에서 시행) • 1단계: Acetaminophen 500 mg q 4-6 hr 투여 • 2단계: Remifentanil or fentanyl + dexmedetomidine • 3단계: Propofol/midazolam • 4단계: Cisatracurium/rocuronium
유지	- 목표체온: 32-36℃ - 지속시간: 24-72 hrs
재가온	- 목표체온: 36℃ - 속도: 0.1-0.25℃/hr(두개내압상승 환자의 경우 0.1℃/hr) - 저혈압, 고칼륨혈증, 저혈당이 발생하지 않도록 주의

4 진정제

- 환자의 진정 정도에 따라 진정제(sedatives) 투약을 선택해야 하며 구체적인 내용은 표 2-47을 참조

1) MRI 검사 또는 시술을 위한 중증도 진정

- 목표수준: RASS (richmond agitation sedation scale) 0 +~-2점
- 진통제를 먼저 처방하거나 진통 효과가 있는 진정제를 먼저 처방하는 방식을 먼저 사용할 수 있음(analgosedation)
- 시술 진정: midazolam, dexmedetomidine, propofol 등
- 진통 보완: fentanyl, ketamine, remifentanil 등

표 2-47. 진정 상태에 따른 진정제 조절 방법

	최소 진정	중증도 진정	깊은 진정	전신마취
반응	언어자극에 정상반응, 항불안상태, 각성되어 있으나 안정된 상태, 교감이 가능	언어 및 촉각 자극에 의도적 반응, 지속적인 진정 상태	반복적인 자극 또는, 통증 자극에 의도적 반응	통증 자극에도 깨지 않음
기도	영향없음	중재가 필요치 않음	중재가 필요할 수 있음	중재가 종종 필요함
자발호흡	영향없음	적절함	부적절한 경우가 간혹 관찰될 수 있음	부적절한 경우가 자주 관찰
심혈관기능	영향없음	대개 유지됨	대개 유지됨	기능 저하 가능성 있음

〈진정제 선택 시 고려할 점〉
- 각 환자의 상태에 따라 위험-이득을 고려하여 결정
- 목표: 안전하고, 통증 또는 불편감을 최소화하면서 검사/시술을 안전하게 완료
- 이상적인 약물 요법

① 빠른 작용시간
② 지속시간 예측 가능한 약물
③ 진정의 정도를 필요한 범위 내로 쉽게 적정 가능한 약물
④ 효과의 중단이 빠르고 일정한 약물
⑤ 치료적 선택의 다양화
⑥ 넓은 치료 범위
⑦ 심폐기능 저하 최소화
⑧ 약물 상호작용이 적은 약물 요법
⑨ 신질환 또는 간질환에 영향을 적게 받는 약물 선택

표 2-48. 진정 및 진통제의 종류 및 특성

	용량	약효 시작	장점	주의사항	비고
Midazolam	- 초기: 2-2.5 mg - 2-5분 간격으로 0.5-1 mg 용량 반복 투여 가능 (최대 3 mg 까지)	2-3분	- 불안 감소, 단기기억소실 효과가 있어 수술직전/후에 투여 - 같이 투여시 정맥 유도제 감량 투여 가능	- 호흡억제(dose-dependent) - 아편유사진통제와 같이 투여시 무호흡 발생 가능 - 전신적 혈관확장효과 심박출량 감소 효과 (혈역학적으로 불안정 또는 혈량저하증 환자에서 심각한 저혈압 발생 가능) - 간 기능 저하 시 회복 시간 지연	- Benzodiazepine 중 작용시간이 빠르고 반감기가 짧음 - 보편적으로 가장 많이 사용 - 5-10분 이내에 최대 약효 - 반감기: 1.5-2.5시간 - 지속정맥주입 시 지방조직 내 약물 축적 때문에 중단하여도 의식 회복이 오래 걸림
Dexmedetomidine	0.3 mg/kg (10세 미만에서는 연구되어 있지 않음)	3-5분	- 호흡억제가 거의 발생하지 않음. - 지속정맥주입 중에도 비교적 각성 유도가 쉬움 - 침분비 억제 효과(길랑바레증후군, 중증근무력증 환자의 인공호흡기 치료 진정에 효과적)	저혈압, 서맥, 전도차단 등 심혈관계 부작용 (propofol보다 영향 덜함)	- Selective central alpha-2 agonist - 진정 및 진통 효과 - 약효 지속: 15 분 - 반감기: 2시간
Etomidate	IV: 0.15-0.3 mg/kg	1-2분 (IM: 3-4분)	- 심혈관 안정성(혈압, 심박수, 심박출량에 영향 없음) - 빠른 약효 시작과 소실 - 뇌혈류, 두개내압, CMRO2 감소	- 일시적인 급성 부신피질 억제 - 주사 부위 통증 - 시술 후 오심, 구토 - 유도 시 근간대경련 발생(아편유사진통제로 전처치시 덜함)	- 혈역학적으로 불안정한 환자에서 고려해볼 수 있음 - 약효 지속: 5-7 분 - 신기능 저하된 고령 환자에서는 작용이 더 오래 지속될 수 있음
Propofol	- IV: 25-75 ug/kg/min - IM: 5-10 mg/kg	10-50초	- 단기기억소실 효과 - 빠른 약효 시작 및 소실 - 두개내압 감소 - 항경련제 효과	- 저혈압 - 호흡억제(dose-dependent); 저환기, 무호흡, 기도 폐쇄 등 - 고중성지방혈증 - 췌장염 - Propofol infusion syndrome	- bolus로 30분 이내의 짧은 시술에 사용 - 심장호흡억제 가능성 있어 MRI 진정에는 잘 사용되지 않음 - Narrow therapeutic window - 약효 지속: 1-3 분
Fentanyl	0.5-1 mg (1 mg은 30초 이상에 걸쳐 투약)	1-2분	진통 효과	진정제와 같이 사용	- 합성 아편유사진통제 - 약효 지속: 30-60 분
Ketamine	- 초기: 1-1.5 mcg/kg - 매 3분마다 1 mcg/kg 추가 투여 가능	1분	진통 효과	- 의식 회복시 agitation, 구토 - 정신병적 소인이 있는 환자에서는 사용 지양 - 저혈압 또는 저혈압 발생 위험 있는 경우 (혈량저하증, 출혈, 패혈증, 심각한 심혈관 손상 환자) 사용 지양	약효 지속: IV 5-15 분 / IM 15-30분

Propofol infusion syndrome: 4-5 mg/kg/hr의 고용량으로 48시간 이상 장시간 투여시 대사성 산증, 심장 기능 부전 등 발생 가능, CMRO2: cerebral metabolic rate of oxygen

– 예시) MRI 검사 진정 – 검사실로 출발 10분 전 투약
  - Midazolam 2–2.5 mg IV bolus, 진정 불충분할 시 0.5–1 mg씩 최대 3 mg 추가로 반복 투여 가능
  - Dexmedetomidine 30 mcg + nomal saline 50 mL IV 10분에 걸쳐서 투여
  - Dexmedetomidine + ketamine: 촬영실 출발 10분 전 동시 투여 시작, 진정 불충분할 시 동일하게 1회 더 투약
    - Ketamine 50 mg + normal saline 10 mL IV
    - Dexmedetomidine 30 mcg + normal saline 50 mL IV 10분에 걸쳐서 투여

2) 진정 및 진통제의 종류 및 특성(표 2-48)

3) 해독제(표 2-49)

표 2-49. 길항제

약명	작용	투약방법	주의사항
Naloxone	Opiate 길항제	- IV만 가능: 0.1-2.0 mg - 약효 시작: 1분 - 약효 지속: 15-30분	매우 안전하지만 일상적인 사용은 권고하지 않음
flumazenil	- Benzodiazepine 길항제 - 진정 및 호흡 억제 역전	- 초기 투여 용량 0.2 mg - 역전되지 않을 경우 간격 두고 총 3 mg까지 반복 투여	잠재적인 benzodiazepine withdrawal 또는 뇌전증 지속상태의 가능성 있을 때는 사용 지양

일반 병동에서의 접근 04

1 진단적 접근

1) 신경초음파

(1) 경동맥 초음파

① 경동맥 협착 진단의 형태학적 평가 방법

- 경동맥의 협착 정도를 평가하는 방법으로는 North American Symptomatic Carotid Endarterectomy Trial (NASCET)법, European Carotid Surgery Trial (ECST)법, Common Carotid (CC)법이 있음
- 내막절제술이나 스텐트 시술 시에는 NASCET법이 주로 사용되고 있음(그림 2-26 참조). NASCET 협착 기준은 곁순환의 발달이나 원위부 내경동맥(ICA) 협착이 동반되는 일렬 협착(tandem stenosis)으로 근위부 내경동맥 협착 후 혈류가 감소하는 경우 협착 정도가 과소평가될 수 있다는 점을 고려해야 함

② 경동맥 협착 진단의 혈류학적 평가지표 및 기준

– 경동맥 협착 진단의 일차 및 추가 지표는 표 2-61을 참조

A. 경동맥 협착 평가지표 중 ICA PSV와 동맥경화반에 의한 협착 정도를 우선 고려할 것을 권고. 추가적으로 임상적 또는 기술적인 제한으로 ICA PSV가 협착 정도를 정확히 반영하지 못한다고 판단되는 경우에는 ICA/CCA PSV ratio와 ICA EDV를 고려하여 협착 정도를 판단할 것을 권고

B. 추가적인 지표가 도움이 될 수 있는 상황에는 ICA PSV에 영향을 줄 수 있는 일렬 협착, 반대측 경동맥의 심한 협착, 심장의 과역동 상태, 심장박출량이 감소하는 경우가 있음

– 혈류 속도가 증가되었는데 이에 상응하는 혈관 협착이 관찰되지 않는다면 전반적으로 혈류 속도가 증가할 수 있는 경우를 고려해야 하며 ICA/CCA PSV ratio가 협착 평가에 도움이 될 수 있음

표 2-50. 두개경유도플러초음파 검사에서의 혈관의 깊이/소리창, 혈류방향, 정상혈류속도

혈관 (Artery)	깊이/소리창 (Depth(mm)/window)	혈류방향 (direction)	정상혈류 속도 (mean flow velocity, cm/sec)
MCA M2	30-40/측두창	Bidirectional	30-80
MCA M1	40-65/측두창	Towards	40-80
ACA A1	60-75/측두창	Away	30-80
ICA siphon	60-70/안와창	Bidirectional	20-70
OA	40-50/안와창	Towards	10-20
PCA	55-75/측두창	Bidirectional	20-60
BA	80-105/후두하창	Away	20-60
VA	40-75/후두하창	Away	20-50

대한신경초음파 학회 신경초음파 교과서(2021)

- 협착은 있으나 혈류 속도가 협착 정도에 비해 높지 않다면 일렬 협착, 길게 이어지는 협착 또는 근접폐색에 가까운 심한 협착을 의심해볼 수 있음

③ 경동맥 폐색

A. 내경동맥의 완전폐색과 근접폐색의 구별은 임상적으로 매우 중요한데, 완전폐색이 아닌 경우에는 중재적 치료를 고려해야 하기 때문. 완전폐색과 근접폐색의 경우 혈류 속도는 증가 또는 감소할 수 있으므로 혈류 속도보다는 B모드, 색/파워도플러(color/power Doppler) 영상 및 혈류파형 변화가 더 중요한 지표

B. 근접폐색의 경우 '선징후(string sign)' 또는 '실개천과 같은 혈류(trickle flow)'가 색 도플러 영상에서 관찰되며, 파워 도플러 영상이 완전폐색과 구별하는 데 도움이 될 수 있음

C. 완전폐색이 있는 경우 혈류 신호가 소실되거나 폐색 근위부에서 혈류 속도가 감소한 작은 수축기 혈류와 확장기말 혈류(end diastolic flow)가 없거나 역전되는 고저항성 파형이 반복되는 교대 혈류 패턴 또는 '전후유동(to-and-fro)' 또는 '절단끝 신호(stump signal)'의 혈류파형이 나타날 수 있음. 완전폐색이 의심되는 경우에는 혈관조영술로 확인할 것을 권고

(2) 두개경유도플러초음파(Trascranial doppler, TCD)

- TCD를 통해 circle of willis를 구성하는 중대뇌동맥(MCA), 전대뇌동맥(ACA), 내경동맥(ICA), 후대뇌동맥(PCA), 눈동맥(OA), 기저동맥(BA) 및 척추동맥(VA)의 혈류 속도와 파형(waveform)을 관찰할 수 있음. 이를 통해 혈관의 협착과 폐색의 진단 및 추적 관찰, 곁순환(collateral circulation)평가, 혈류 내 미세색전신호(micro-embolic signal) 확인에 이용할 수 있음

① 혈류 속도와 혈류학지표

TCD의 파형은 심상주기(cardiac cycle)상 확장말기점(end-diastolic point)에서 다음 확장말기점까지며 대부분의 TCD지표들은 측정된 속도로부터 산출(그림 2-20).

A. 혈류속도

- 최고수축기속도(peak systolic velocity, PSV): 파형의 꼭지(apex)에 해당
    - 확장말기속도(end-diastolic velocity, EDV): 다음 파형이 시작하기 직전의 속도로 주기 내에서 최저속도에 해당
    - 평균 혈류 속도(mean flow velocity): (PSV+2EDV)/3, 한 주기의 파형 내에서 평균적인 속도를 의미하고 TCD검사에서 가장 통용되는 속도 지표

B. 박동지수(pulsatility index, PI): (PSV−EDV)/MFV, 파형의 형태를 반영하는 정성적인 지표

C. 유동가속(flow acceleration, FA): (PSV−EDV)/time differential, 파형상 확장말기점(end diastolic point)으로부터 수축기 꼭지점(systolic peak point)에 이르는 경사(slope)에 해당

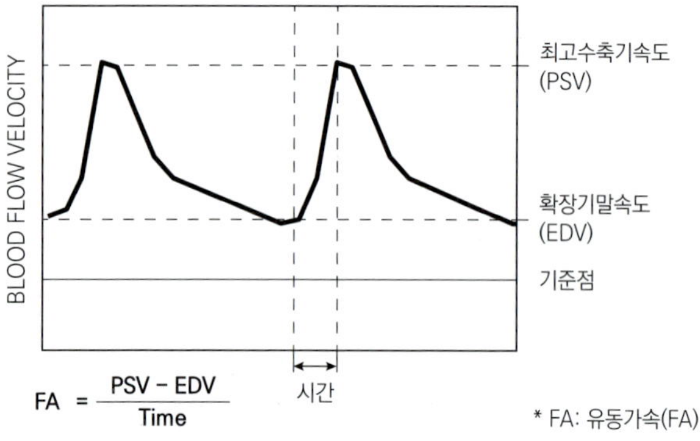

그림 2-20. 두개경유도플러초음파의 파형 산출

D. 대뇌반구지수(hemispheric index, HI): 중대뇌동맥과 경동맥 분기 상방 2-4 cm 지점에서 측정한 MFV 비(MCA MFV/ICA MFV)로 전신적 혈류요인에 의한 과관류(hyperperfusion) 상태와 두개내혈관의 국소적 협착에 의한 혈류 속도 증가를 감별하는데 유용한 지표

E. 전협착부/협착부 혈류 속도비(pre-stenotic/intra-stenotic flow velocity ratio): 협착이 있는 혈관 내에서 협착 직전 부위와 협착 부위의 속도비로 1:2이면 50%, 1:4이면 70% 정도의 협착을 추정할 수 있지만 이론과 측정된 값이 반드시 일치하는 것은 아니므로 참고 지표 정도로만 고려 가능

F. 비대칭지수(asymmetry index, AI): 100×2×(편측 MFV−반대측 MFV)/(편측 MFV+반대측 MFV)(%), 좌우 혈관의 혈류 속도 차이를 백분율로 표현하여 비대칭 정도를 나타내는 지표인데 주로 양측 중앙부(40-50 mm) MCA의 MFV로 계산

G. TCD 검사에서 혈관의 깊이/소리창, 혈류방향 및 정상 혈류 속도는 표 2-50을 참조

H. TCD검사에서 두개내혈관 협착의 진단기준(표 2-51)

I. 급성폐색 혈전 용해 척도(thrombolysis in brain ischemia, TIBI)(표 2-52)
   - 막힌 동맥을 TCD로 검사하면 폐색된 부위 전후로 스펙트럼 파형이 달라짐. Demchuk 등(2001)은 막힌 혈관을 TCD로 검사하면서 뇌혈관 조영술의 혈관폐색 정도와 잘 연계되는 6단계의 초음파 TIBI척도(흐름이 없음:0 정상혈류:5)를 개발하였음

표 2-51. 두개경유도플러초음파 검사에서 평균혈류속도에 따른 협착 진단 기준

	평균혈류속도(Mean flow velocity) (cm/sec) 기준	그 외 고려 사항
MCA	65세 이상 고령환자: ≥80 cm/sec 젊은 여성: ≥100-120 cm/sec	- 반대측 MCA에 비해 MFV가 유의하게 증가한 경우 협착 시사 - 양측 비대칭지수(AI)가 30% 이상인 경우 협착 시사 - 원위부 속도가 근위부 속도보다 높을 때 원위부 협착 시사
ACA	≥100 cm/sec	- 편측 ACA 혈류저하 또는 실어증이 있는 경우 반대측에 비해 현저히 낮은 속도가 관찰될 수 있고 반대측 ACA 혈류 속도는 증가할 수 있어 주의 요망
ICA siphon (ICAs)	≥80-100 cm/sec	- 반대측 ICAs보다 MFV가 30 cm/sec 이상 높은 경우 협착 시사 - 동측 MCA보다 MFV가 더 높은 경우 협착 시사
PCA	≥60-80 cm/sec	- MCA보다 MFV가 더 높은 경우 협착 시사 - MCA, ICA 협착 시 곁순환경로 때문에 PCA 혈류 속도가 증가할 수 있어 주의 요망
BA	≥80 cm/sec	- BA 근위부의 혈류 속도가 증가된 경우 연결된 원위부 VA 협착의 가능성도 고려 - 고령 환자에서는 장대혈관 확장증(Dolichoectasia) 때문에 후두하창으로부터 입사각이 커져 속도가 낮게 측정될 수 있음
VA	≥60 cm/sec	- 증상이 없는 환자라면 저형성 혹은 무형성도 고려 필요

ACA; anterior cerebral artery, BA; basilar artery, ICA; internal carotid artery, MCA; middle cerebral artery, MVF; mean flow velocity, PCA; posterior cerebral artery, VA; veterbral artery

표 2-52. 급성폐색혈전용해척도에 따른 혈류 상태

TIBI 0 Absent	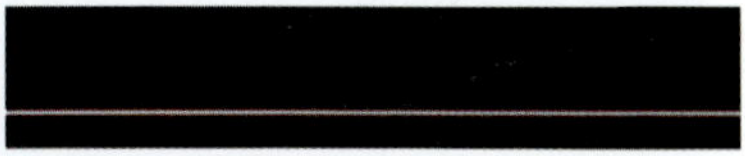	폐색된 곳을 직접 초음파 조사하면 혈류 신호가 없음. 배경소음은 있을 수 있지만 주기적인 박동성 혈류신호는 없음.
TIBI 1 Minimal	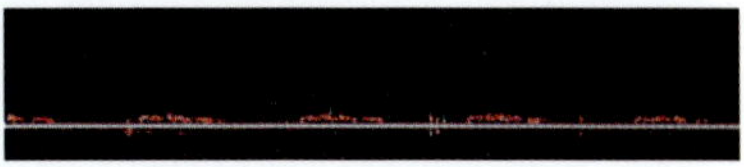	박동혈류가 관찰되나 종말 확장기 혈류가 없는 최소한의 혈류가 있는 상태, 속도와 지속시간이 다양한 수축기 극파 양상
TIBI 2 Blunted	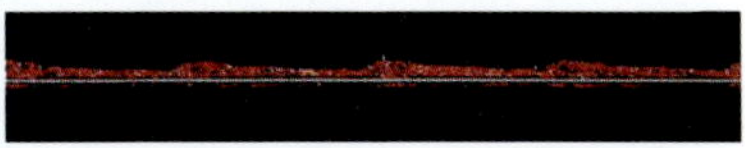	수축기 혈류가속(flow acceleration)이 지연되거나 편평해지지만 확장기 혈류가 존재하고 박동지수는 1.2 미만임. TIBI 1과 혼동될 수 있으나 확장기말 혈류가 있는 것으로 감별
TIBI 3 Dampened	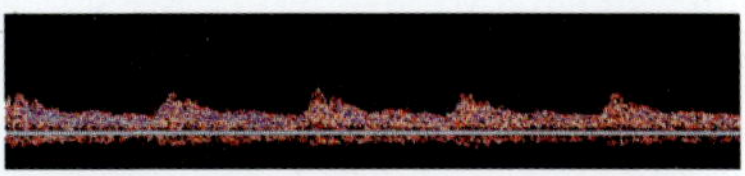	수축기 혈류가속은 정상이고 확장기 혈류는 보이지만 반대측 정상 대조 신호보다 혈류속도가 30% 이상 감소
TIBI 4 Stenotic		평균 혈류속도가 80 cm/sec 이상이고 반대측 정상 대조치에 비해 30% 이상 증가
TIBI 5 Normal	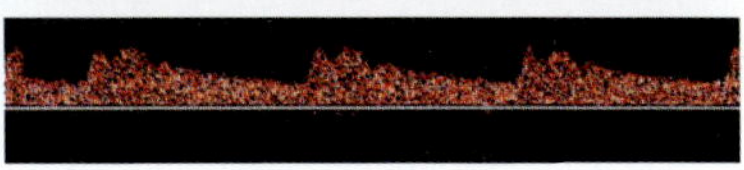	양측 혈류속도차이가 30% 미만이며 양측 파형이 유사함. 정상혈류

② TCD 검사에서 우좌단락(Right to Left shunt) 측정

우좌단락을 일으킬 수 있는 해부학적 구조 변형으로는 심방중격결손(atrial septal defect, ASD), 심실중격결손, 난원공개존증(PFO, patent foramen ovale), 폐동정맥기형, 폐동정맥루 등이 있는데, 이 중에서 PFO는 가장 흔한 심장 기형으로 발견됨

A. PFO를 찾기 위한 미세공기방울 주입 TCD 검사 방법

- 환자의 팔오금정맥에 18 gauge 바늘로 주사선을 확보하고 삼방향정지꼭지(three way stopcock)를 설치
- 환자를 앙와위로 눕히고 2 MHz 탐색자가 부착된 헤드셋을 씌우고, 양측 측두창의 중대뇌동맥 혈류가 확인되도록 고정
- 10 mL 주사기 두개를 준비해서 하나는 생리식염수 9 mL를 넣고, 다른 하나는 공기 1 mL를 넣고 삼방향정지꼭지에 연결해서 최소 10회 정도 교반하여 생리식염수 내에 미세공기방울이 섞이도록 만듦. 이때 미세공기방울의 안정성과 지속성을 위해서 1 mL 정도 환자 혈액을 혼합할 수 있음
- 검사는 2단계로 진행을 하는데, 1단계는 안정된 호흡 상태에서 미세공기방울을 주입한 후 도플러 창에서 Microembolic signal (MES)을 확인. MES는 특유의 소리(click, chirp, and whistle)와 함께 고강도 신호(hyper intense transient signal, HITS)로 나타남
- 2단계는 미세공기방울 주입 5초 후 발살바수기를 시작해서 10초간 유지한 후 천천히 풀면서 MES를 확인
- 각 단계의 시간 간격은 적어도 2분을 두도록 하고 단계마다 1분 정도 모니터링을 하면서 심장 주기 경과에 따른 MES의 출현시간을 측정
- 1단계에서 shower/curtain 양상의 많은 단락양의 신호를 보이는 경우는 2단계를 생략할 수 있음

B. TCD의 Right to Left shunt 측정 기준(표 2-53)

C. 경피적 난원공 폐쇄술(PFO closure) 대상

- 18−60세의 원인불명색전뇌졸중(ESUS) 환자에서 고위험성 열린타원구멍(PFO)이 관찰될 때
  - cf) 심방중격류(atrial septal aneurysm) 동반, PFO size≥2 mm, 또는 큰 션트(흉부경유심초음파에서>25 bubbles in 3 cycles 또는 두개경유도플러초음파 우좌단락 검사에서 ≥Grade 3의 미세색전)

표 2-53. 두개경유도플러초음파의 우좌단락 측정 기준

	국제협의체기준 (International consensus criteria)	스펜서 로그점수 (Spencer's logarithmic scale)
음성	0	0
Grade 1	1-20	1-10
Grade 2	>20 or "shower" appearance	11-30
Grade 3	"curtain" appearance	31-100
Grade 4		101-300
Grade 5		>300

2) 혈관벽 MR

- CTA, MRA, DSA와 같은 전통적 영상 기법은 혈관 내강에 대한 다양한 정보를 제공하지만 혈관벽에 대한 정보는 제공하지 못함
- 혈관벽을 관찰하는 것은 혈관병증의 병태생리와 관련이 있어 임상에서도 뇌경색의 기전이 명확하지 않을 때 혈관벽 MR (vessel wall MR)을 보조적인 수단으로 종종 사용

(1) 임상에서의 혈관벽 MR사용 권고사항

- 두개내혈관협착의 원인, 즉 두개내혈관의 죽상동맥경화판, 혈관염, 가역적뇌혈관수축증후군, 동맥 박리 등을 감별하기 위해 시행
- 두개내혈관의 증상성, 비협착(non-stenotic) 질환 여부를 확인하기 위해 시행
- Branch artery ostia와 연관된 죽상판의 위치를 확인하기 위해 시행
- 죽상판, 혈관염의 활동상태를 확인하기 위해 시행
- 중추신경 혈관염의 조직검사 부위를 정하기 위해 시행
- 다중동맥류가 동반된 지주막하출혈 환자에서 어떤 동맥류가 파열되었는지 확인하기 위해 시행

(2) 두개강내동맥 병리상태에 따른 혈관벽 MR 소견

– 혈관벽 MR 결과에 따른 소견은 표 2-54를 참조

표 2-54. 두개강내동맥 병리상태에 따른 혈관벽 MR 소견

	죽상경화	박리	혈관염	모야모야	RCVS
모양	Eccentric	Eccentric or combined	Concentric (드물게 eccentric)	Concentric	Concentric
분포	Any artery (주로 bifurcation site)	Any artery (주로 V4 portion)	Medium to small sized arteries	Terminal ICA, proximal MCA, ACA	Medium to small sized arteries
신호강도	Lipid: iso T1, hypo or iso T2 Calcification: low T1 or T2	Various(e.g. hyper on T1 for intramural hematoma)	Isointense and homogenous on T2	-	Isointense and homogenous on T2
혈관벽 조영증강	Dependent on stage(+++→+)	+/-	Dependent on stage(+++→ -)	++/+	+/-
외경지름	Positive or negative remodeling	Dependent on stage(positive remodeling → restoration)	-	Negative remodeling	-
기타	Intraplaque hemorrhage	Intramural hematoma, intimal flap, double lumen, aneurysmal change	-	Basal collaterals	-
Resolution	<30%	37.4% - 75%	Resolution with treatment	Progressive	Spontaneous reversibility

RCVS: reversible cerebral vasoconstriction syndrome

(3) 죽상동맥경화판 활동성

- 유증상성 두개내동맥 죽상동맥경화판은 무증상성의 것에 비해 두께가 두껍고 표면이 불규칙함
- 죽상동맥경화판은 양성재형성(positive remodeling)을 야기하는 경우가 있는데 심혈관의 경우 출혈과 염증이 많은 죽상판이 양성재형성을 야기하고 따라서 이는 혈관벽 병리 상태에 위험도를 높일 수 있음. 반면 음성재형성(negative remodeling)은 섬유성 치유 반응(fibrotic healing response)을 의미. 많은 연구에서 유증상성 죽상동맥경화판을 가진 혈관벽이 양성재형성을, 무증상성 죽상동맥경화판을 가진 혈관벽이 음성재형성을 보였음
- 유증상성 두개내동맥 죽상동맥경화판이 무증상성의 것에 비해 죽상판내 출혈(intraplque hemorrhage) 비율이 높음
- Carotid bulb plaque의 조영증강은 주로 fibrous cap과 adventitia에 일어나는데 이는 염증과 신생혈관증식을 의미함. 두개내죽상판 증강이 최근 뇌경색과 연관이 있다는 보고도 있음

(4) 두개내 동맥류 활동성

- 대규모 연구에서 17개의 동맥류파열 중 16개가 혈관벽 증강을, 파열되지 않았지만 예전과 비교하여 형태변화(morphology change)가 발생한 5개 동맥류 모두 혈관벽 증강을, 증상성 비파열 뇌동맥류 9개중 6개에서 혈관벽 증강을 보였음. 하지만 안정적인 비파열 대동맥류 77개 중에 22개만 조영증강을 보였음

(5) 혈관염 활동성

- Clinically active vasculitis에서 wall edema (hyperintensity on T2-weighted images)와 enhancement가 더 많다고 보고되어 있지만 이는 clinically inactive vasculitis에서도 종종 보일 수 있는 소견이기 때문에 임상소견과 vessel wall MR 소견 간 불일치가 있을 수 있음. 따라서 해석에 주의를 요함
- Wall enhancement는 치료를 하면서 시간이 지남에 따라 감소함

3) 심장 CT

- 흉부경유심초음파는 좌심방 혈전을 매우 잘 찾아내지만 환자의 협조나 진정이 필요
- 심장 CT는 흉부경유심초음파를 대신해서 뇌경색의 심장성 원인(좌심방 혈전, 대동맥 죽상경화 등)을 찾아내는 데 유용함
- 심장 CT는 좌심방 혈전을 흉부경유심초음파와 거의 비슷한 민감도로 찾아내고 시간도 적게 소요됨. 또한 동시에 심장혈관벽도 검사할 수 있어 추가적으로 심장혈관질환도 진단할 수 있음
- 하지만 방사능 및 조영제에 노출이 된다는 단점이 있음

(1) 심장 관련 진단검사의 장단점

- 심장 관련 검사의 각 장단점은 표 2-55를 참조

(2) 임상에서 심장 CT가 사용되는 경우

- 심장혈전: 흉부경유심초음파 못지 않게 혈전을 잘 찾아내지만 혈전과 혈액역동성과의 구분이 힘들어 특이도가 낮다는 단점이 있음. 이는 다검출기 CT (two-phase) cardiac CT를 사용하면 어느정도 해결이 되지만 그만큼 방사선량이 늘어남
- 심장중격이상: 민감도 73.1%, 특이도98.4%로 민감도가 흉부경유심초음파에 비해 낮음. 우좌단락을 검사하기 위해서는 발살바 수기가 필요하며 흉부경유심초음파에서는 가능하지만 CT에서는 힘들기 때문일 수 있음. 따라서 심장성 원인이 의심되는 환자에서 제한적으로 사용될 수 있음
- 심장 종양: Cardiac MR이 선호되기는 하지만 Cardiac CT도 유용함. 하지만 점액종(myxoma)과 혈전의 영상 소견이 겹치는 부분이 있어 주의가 필요
- 대동맥 죽상경화: 흉부경유심초음파가 표준 방법이긴 하지만 Cardiac CT도 유용함. 흉부경유심초음파와 비교하였을 때 복합성 죽상경화를 찾는 것과 죽상판 두께를 측정하는 데 더 유용

– 심혈관질환: 많은 뇌졸중 환자들이 심혈관질환을 동반하기 때문에 심장성 원인을 찾는 동시에 심혈관을 확인할 수 있는 것이 큰 장점임. 하지만 흉통이 없는 뇌졸중 환자에서 확인 목적만으로 Cardiac CT를 시행하는 것은 그 장점이 불명확함

표 2-55. 심장 관련 검사의 종류별 장단점과 진단적 의미

	TTE	TEE	Cardiac MRI	Cardiac CT
장점	• 쉬운 접근 • 비침습적	• 공간 및 시간해상도 (spatial and temporal resolution)가 탁월	• 공간해상도(spatial resolution)가 좋음 • 조직특성감별에 탁월	• 공간해상도 (spatial resolution)가 탁월 • 결과가 빠름 (fast acquisition)
단점		• 검사자에 따라 결과의존적 • 약간 침습적 • 대개 진정이 필요	• 조영제 노출 • 가격이 비쌈 • 숨참는 것이 가능해야 함 • 진정이 필요하기도 함 • 환자 특성에 따라 제약이 있을 수 있음 (예: 인공심박동기)	• 방사능 • 조영제 노출
심근병증	++	+	+++	–
좌심실혈전	++	+	+++	++
우좌단락	++	+++	–	+
심실성 질환	++	+++	–	++
심장종양	+	++	+++	++
LA/LAA	+	+++	++	++
대동맥 죽상경화	–	++	++	+++

CT: computed tomography, LA: left atrium, LAA left atrial appendage, LV: left ventricle, MRI: magnetic resonance imaging, PFO: patent foramen ovale, TEE: transesophageal echocardiography, TTE: transthoracic echocardiography

2 치료적 접근

1) 경동맥스텐트삽입 및 경동맥내막절제술 선택 기준

- 유증상경동맥협착에서의 경동맥스텐트삽입(carotid atery stenting, CAS)는 경동맥내막절제술(carotid endarterectomy, CEA)에 비해 시술 직후 뇌경색 발생률이 높으며 이는 70세 이상 고령의 환자에서 더 큰 차이를 보임
- 하지만 중장기적 예후에서는 큰 차이를 보이지 않음(SPACE, EVA-3S, ICSS, CREST 연구).
- 반면 CEA는 전신마취로 인한 신체부담으로 인해 심폐기능이 불량할 경우 선호되지 않음
- 무증상경동맥협착에서도 결국 CAS와 CEA 중 CAS는 시술 직후 뇌졸중 등 합병증이 다소 흔하게 나타나지만, 장기적인 결과에 있어서는 큰 차이를 보이지 않음(ACT-1, ACST-2 연구)

표 2-56. 경동맥죽경화질환의 수술치료의 국내권고사항

1. (최근 6개월 이내에 협착 영역에 일과성허혈발작이나 뇌경색이 있었던 경동맥협착) 심한 증상내경동맥협착 환자(협착정도 70-99%)는 경동맥내막절제를 시행하는 것이 권장되며, 경동맥내막절제는 수술 전후의 뇌졸중 발생률 또는 사망률이 6% 미만인 의사가 시행하는 것이 권장된다(근거수준 Ib, 권고수준 A).
2. 중등도 증상내경동맥협착(협착정도 50-69%) 환자의 경우 환자의 연령, 성별, 동반된 질환, 처음 증상의 정도를 고려하여 경동맥내막절제를 시행할 수 있다(근거수준 Ib, 권고수준 A).
3. 경도의 증상내경동맥협착(50%미만) 환자에게는 내과적인 치료가 우선 권장된다(근거수준 Ib, 권고수준 A).
4. 경동맥내막절제는 조기 수술의 금기사항이 없다면 허혈증상이 발생한 뒤 2주 이내에 시술하는 경우 더 좋은 예후를 기대할 수 있다(근거수준 IIb, 권고수준 B) 스텐트삽입의 시기에 대한 근거자료는 아직 없다.
5. 증상내경동맥협착(50%이상)을 가진 환자에서 6% 미만의 뇌졸중 발생률 또는 사망률이 예측되는 경우 스텐트삽입이 내막절제의 대체치료로 사용될 수 있다(근거수준 Ib, 권고수준 A). 단, 내막절제 또는 스텐트삽입을 선택할 때 환자의 나이, 성별, 병원의 특성을 고려할 필요가 있다.
6. 무증상내경동맥협착 환자(협착정도 60-99%)는 MRI에서 1개 이상의 영상학적 위험소견이 있으며, 동측 뇌경색병변이 있으며, 뇌졸중/사망 위험도 3% 미만이며 기대여명 5년 이상일 때 경동맥내막절제 혹은 스텐트삽입을 고려할 수 있다(근거수준 IIa, 권고수준 B).

(한국뇌졸중진료지침 2013개정판 + 2018 European Society for Vascular Surgery 참고)

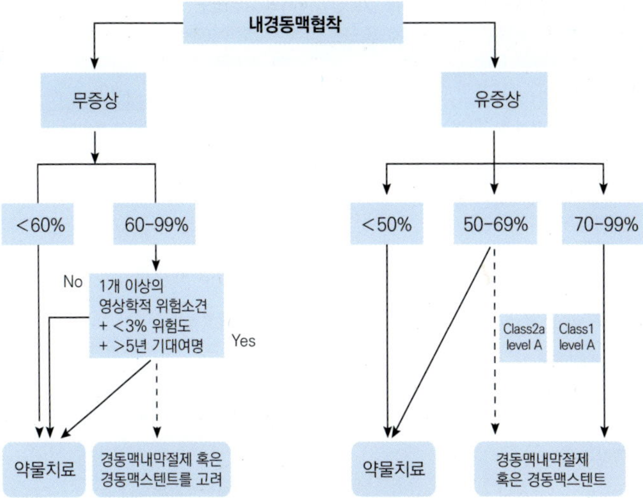

그림 2-21. 내경동맥협착 시 증상발현여부 및 협착정도에 따른 치료방법

- 경동맥죽경화질환의 수술치료 국내권고사항은 표 2-56를 참조
- 내경동맥협착 시 증상발현여부 및 협착 정도에 따른 치료 방법은 그림 2-21를 참조
- CAS 또는 CEA 환자 고려 시 고위험군 대상은 표 2-57을 참조

2) 혈관성형술 및 스텐트삽입술

(1) 응급 시술 상의 절차

신경과에서 응급 시술이 필요하다고 판단되는 경우 다음의 절차로 상의하여 빠른 시술 결정 및 진행이 되도록 한다(그림 2-22).

표 2-57. 경동맥내막절제, 경동맥스텐트삽입에서의 고위험군

경동맥내막절제의 고위험군	경동맥스텐트삽입에서 고위험군
해부학 조건	
• 경동맥내막절제 후 재협착 • 경부 수술의 병력 • 경부 방사선조사의 병력 • 내경동맥 위치가 높은 경우 • 기관절개 • 반대쪽 후두신경마비 • 반대쪽 내경동맥폐색 • 혈관내혈전 • 매우 긴 불완전 내경동맥폐색(string sign) • 두개내혈관의 다발병터(tandem lesion) • 적대적인 목(hostile neck): 목각도 60도 초과, 길이 15 mm 미만, 직경 30 mm 초과	• 대동맥활에 심각한 질환이 동반되거나 휘어진 경우 • 총경동맥에 심각한 질환이 동반되거나 구불한 경우 • 내경동맥에 혈관이 심각하게 구불구불한 경우 • 내경동맥에 고리석회화 • 관내혈전 • 만성내경동맥폐색 • 동맥류나 혈관기형으로 혈관내시술이 필요한 경우 • 대퇴동맥의 천자가 어려운 상황 • 광범위한 대뇌혈관질환이 동반
내과적 상황	
• 심부전 3단계 또는 4단계(class III or IV) • 치료되지 않은 좌측 주관상동맥 혹은 다발관상동맥병 • 협심증 3단계 또는 4단계(class III or IV) • 30일 이내의 급성심근경색 • 심한 신부전 • 심한 폐질환 • 동반된 심장수술 • 최근 관상동맥 약물용출스텐트삽입	• 중증신부전 • 주요 뇌졸중 후 4-6주 이내 • 심한 조영제 알러지 • 아스피린과 클로피도그렐 사용할 수 없을 때

(2) 시술 전 준비

① 검사

A. 마취: 스텐트 삽입술, 풍성혈관성형술 등의 뇌혈관 재개통 치료의 경우, 국소 마취 혹은 전신 마취(monitored anesthesia care, MAC)를 시행

B. 전신마취 혹은 국소마취를 시행하는 경우, 다음과 같은 심장 검사를 고려한다

- 과거력이 없는 70세 이상: Echocardiography

신경과 전공의가 환자 진찰

↓

당직 스트로크팀 전문의와 시술 여부 상의

↓

Stroke emergency team 단체방에 시술 여부 상의
(구성: 스트록팀, 뇌혈관중재팀)

↓

시술 결정 시, 빠르게 준비하여 이동,
신경과 의사가 혈관조영실에 동반

그림 2-22. 응급 시술 상의 절차(서울아산병원)

- 과거력이 있는(예, DM, HTN 등) 60세 이상: Echocardiography
- 심장 문제가 있는 경동맥 협착 환자: Echocardiography & Thallium myocardial SPECT (경우에 따라 CT, coronary), 필요시 심장내과 의뢰
- 검사를 시행하지 못하고 응급으로 시행하는 경우:
  - informed permission 받기
  - 알지 못하는 심장 관련 증상(CAD, MI, HF 등)의 위험성 설명
- EKG 등 기본 검사에서 심장병의 증거가 있거나, 60세 이상, 위험인자가 많은 환자, 반복적인 뇌졸중 등 심장병의 위험이 크다고 판단되는 환자는 전신마취를 하지 않은 경우라도 가급적 위의 심장 검사를 시행

C. 경동맥 협착의 경우 시술 전 안과 검진을 시행하고, 시술 전후 관리에 대해 안과와 협진

이유 안허혈증후군(ocular ischemic syndrome), 허혈 시각신경병증(ischemic optic neuropathy), 안구내 관류 증가(ocular hyperperfusion)로 인한 녹내장 등의 발생 가능성에 대해, 시술 전 감별

검사 형광안저검사(wide FAG): 양안
망막단층촬영(spectralis OCT): 양안
슬릿램프검사(anterior slit photography): 단안

② 항혈소판제 투약

: 시술 전 복용 중인 항혈소판제를 확인하고, 시술 전 ARU, PRU 검사

- Aspirin과 clopidogrel 복용을 시술 예정일부터 5일 이상 사용한 경우(장기 복용): 유지용량(aspirin 1T, clopidogrel 1T)을 처방
- Aspirin과 clopidogrel을 복용하지 않았던 경우: aspirin 300 mg과 clopidogrel 300 mg을 시술 12–15시간 이전에 로딩
- Aspirin만 5일 이상 복용한 경우: clopidogrel만 로딩
- Clopidogrel만 5일 이상 복용한 경우: aspirin만 로딩
- Aspirin, clopidogrel 이외의 다른 항혈소판제를 복용한 경우 : aspirin, clopidogrel을 로딩
- 시술 당일 오전에 유지 용량(aspirin 1T, clopidogrel 1T)을 복용

③ 시술 전 확인 사항

A. 오전 시술이면 자정 후 금식, 오후 시술이면 조식 후 금식을 권장

B. 시술 전 혈액 검사

- CBC, Coagulation battery, Chemical battery, EKG, Chest X ray 등

- 감염 소견(발열, ESR 또는 CRP 증가)이 있거나 염증이 진행중인 질병(예: 급성통풍발작, 잇몸 염증 등)이 동반되어 있는 경우는 감염 소견이 완화된 이후에 시술 진행

C. 조영제 사용 관련 처치

- 조영제유발신독성(contrast-induced nephropathy)의 위험 인자를 가진 환자를 판별
  : 신장기능 저하, 당뇨병, 고령, 신독성 물질의 사용, 체액량 감소, 울혈성 심부전, 그 외 대사증후군, 고요산혈증
- 조영제 사용 3-12시간 이전부터 생리식염수를 1-1.5 mL/kg/hr의 속도로 주입하고 조영제 사용 6-24시간 동안 유지
- GFR 60 mL/min/1.73 m^2 이하인 경우, 조영제 사용 24시간 전 후로 N-acetylcysteine 1000 mg을 정맥 주사
- Metformin 제제는 시술 당일 skip, 시술 후 48시간 동안 중단(단 GFR 60≥mL/min/1.73 m^2인 경우는 시술 후 복용 가능한 것으로 권고)

(3) 시술 후 중재

① 시술 후 목표 혈압 및 사용할 약물(항혈소판제) 확인

② 시술 후 중환자실 또는 뇌졸중집중치료실에서 모니터링

- 시술 후 약 24시간 뒤 f/u MR까지 활력징후, NIHSS를 2시간마다 확인
- 양측 족배 동맥 확인

③ femoral artery sheath는 시술 2시간 이후에 제거

: 제거 시 반드시 30분 이상 수기 압박

④ GFR이 60 mL/min/1.73 m^2 이하인 경우, 조영제 사용 24시간 전후로 N-acetylcysteine 1000 mg을 정맥 주사

⑤ 시술 후 IV antiplatelet therapy (tirofiban) 사용 시 다음 사항을 고려

- Tirofiban의 사용 기간은 24시간 이내

- aPTT 포함 coagulation battery, CBC를 사용 직전, 사용 후 6 hr & daily로 권장
- femoral artery sheath 제거는 tirofiban 제거 2–6시간 이후 시행을 권장
- 금기 사항
  - 최근 30일 이내에 활동성 소화기내 출혈 또는 출혈 경향의 병력이 있는 환자
  - 두개내 출혈, 두개내 신생물, 동정맥 기형 또는 동맥류의 병력이 있는 환자
  - 이전에 이 약을 투여하여 혈소판 감소증이 발생한 병력이 있는 환자
  - 최근 30일 이내에 뇌졸중의 병력이 있거나 출혈성 뇌졸중의 병력이 있는 환자
  - 1개월 이내에 대수술이나 중증의 외상을 입은 환자
  - 중증 고혈압 (수축기혈압>180 mmHg, 확장기 혈압>110 mmHg)환자
  - 급성 심막염 환자

⑥ Foley는 시술 후 담당의 확인하에 가급적 제거

⑦ 금식은 다음 날 환자 상태에 따라 담당의 확인 후 해제

⑧ 시술 약 24시간 뒤에 f/u MR 확인하여 항혈소판제 투약 여부를 결정

3) 경동맥내막절제술

(1) 적응증 및 금기

① 적응증

- 앞으로 기대 여명이 5년 이상인 환자
- 유증상 환자(6개월 이내)
  - 70% (the North American Symptomatic Carotid Endarterectomy Trial, NASCET) 협착

    - 50−69% (NASCET) 협착(probably)
    - 30일 이내 뇌졸중/사망률<6%
  - 무증상 환자
    - 70−99% (NASCET) 협착
    - 30일 이내 뇌졸중/사망률<3%

② 금기: 50-99% (NASCET) 협착 환자 중

- 후유 장애가 있는 뇌졸중 환자 (modified Rankin scale≥3)
- 허혈성 뇌졸중의 병변 범위가 중뇌동맥 영역 부위의 1/3 이상인 경우
- 혼수 상태인 환자
- 뇌출혈이 동반된 환자
- 앞으로 기대 여명이 5년 이내인 경우

③ CEA 시기

- 50−99% (NASCET) 협착의 유증상 환자: 증상 발생 14일 이내
- 50−99% (NASCET) 협착 환자 중 뇌졸중이 악화되거나 TIA가 자주 발생하는 경우: 24시간 이내 응급 수술이 권고

(2) 수술 전 검사 및 처치

① 수술 전 검사

- 기본 검사: Chest x−ray, EKG, PFT
- 영상 검사: Duplex ultrasound, CT angiography and/or MRA
- 동맥경화 위험도 평가: radionuclide myocardial perfusion imaging (MPI), echocardiography, ankle brachial index (ABI) 또는 segmental systolic limb pressures (SLP)

* 최근에는 coronary CTA를 시행하기도 함

② 수술 전 처치

- 건강한 식사, 금연, 신체 활동 등의 위험 인자 조절
- Statin therapy
- 최근 유증상 환자
  - 항혈소판제 처방: 수술 전과 이후에도 장기적으로 유지
  - Aspirin 단독 처방의 경우: aspirin 저용량(75–325 mg daily)
  - Aspirin과 clopidogrel 내성이 있는 경우
    : dipyridamole monotherapy (200 mg twice daily) (2023 ESVS guideline)
    cf. 서울아산병원 프로토콜: dual antiplatelet agents (aspirin + clopidogrel)에 cilostazol 100 mg 추가
- 서울아산병원 프로토콜
  - 특별한 출혈 위험성이 없고 다른 동맥경화 위험 인자 조절을 위해 dual antiplatelet therapy를 받던 환자는 수술 전일까지 복용하고 수술 당일은 중단, 수술 후 복용
  - 전신마취로 진행
  - 최근 경동맥 협착으로 인한 증상이 있고, 경동맥 내 부동혈전(free floating thrombus)이 있는 경우: 항응고 치료
  - TIA 또는 뇌졸중의 원인으로 심장성 색전증이 의심되어 항응고 치료를 받는 50–99% (NASCET) 경동맥 협착 환자 중 협착 영역으로 최근 유증상인 환자: 항응고제의 치료 농도를 유지하며 CEA 시행
  - 50–99% (NASCET)의 경동맥 협착으로 인해 급성기 뇌경색이 온 환자 중 IV thrombolysis 치료 중인 경우: thrombolysis 종료 약 6일 후로 CEA를 미룸

(3) 수술 중 처치

- 서울아산병원 프로토콜: 전신마취하에 뇌산소포화도(cerebral oximeter) 모니터링

- 경동맥 clapming 3–5분 전: Heparin 100 IU/Kg IV
- 서울아산병원 수술 방법 프로토콜:
  routine shunting → conventional CEA → routine patch closure
- 수술 중 영상 검사 시행: duplex ultrasound 또는 angiograpy
  cf. 서울아산병원 프로토콜: 수술 중 duplex ultrasound 시행
- Protamine reversal of heparin: 일반적으로는 수술 후 출혈 위험성을 감소시킨다고 알려져 권고되고 있음
  cf. 서울아산병원 프로토콜: 특별히 출혈 경향을 보이지 않으면 시행하지 않음

(4) 수술 후 처치

① 서울아산병원: 수술 후 24시간 동안 중환자실에서 관리

② 혈압 조절

- 수술 후 첫 3–6시간 동안 정기적으로 혈압 측정
- 수술 후 저혈압
  - 1차 치료: crystalloids와 혈장증량제 정맥 주입
  - 2차 치료: 유지 혈압 SBP>90 mmHg을 목표로 titrated IV vasopressors
- 서울아산병원 프로토콜: target SBP 100–140 mmHg
  - SBP<100 mmHg 지속 시 N/S 300–500 cc IV
  - 정맥 주입에도 SBP<100 mmHg 지속 시 norepineprine 0.02 mcg/kg/min IV
  - SBP>140 mmHg로 지속 시 nicardipine 0.5 mcg/kg/min IV

③ 수술 후 약물

- CEA 후 삼킴 장애가 없음을 확인하고, 수술 당일부터 dual antiplatelet agents (aspirin and clopidogrel) + statin 복용
- aspirin과 clopidogrel에 내성에 있는 경우

: Dipyridamole monotherapy (200 mg twice daily) (2023 ESVS guideline)

cf. 서울아산병원 프로토콜: dual antiplatelet agents (aspirin + clopidogrel)에 cilostazol 100 mg 추가해서 2–3주 유지한 후에 dual antiplatelet agents 유지

④ 수술 후 합병증

- 수술 후 협착음(stridor) 또는 기관지 편위가 동반된 경부 혈종이 있는 경우: 즉시 수술장에서 병변을 재확인(여의치 않을 경우에는 우선적으로 기도 확보: 기도삽관)
- 수술 후 동측 또는 편측 뇌경색이 발생한 경우: 즉시 진단적 뇌혈관 영상 검사를 시행(양측 경동맥과 뇌혈관 포함)
- 뇌신경
  - 혀밑신경: 혀가 정중부에 위치해 있는지(혀를 앞으로 내밀도록 했을 때 수술 방향으로 혀의 편위가 있는지 확인)와 삼킴장애를 함께 확인
  - 얼굴신경: 안면 마비 여부 검진
  - 미주신경: 발음 장애, 쉰 목소리 등 확인
  - 부신경: 양팔 근력 측정

⑤ 서울아산병원 프로토콜

- POD 2: CT angiography 또는 MRA
- POD 3: 퇴원

(5) 수술 후 추적 관리: 서울아산병원 프로토콜

① 외래 방문 및 검사

- 첫 외래 방문: CEA 1달 이내(기본 채혈 포함)
- 6개월마다 외래 방문
- Duplex scan: 수술 6개월 이후에 시행, 이후 1–2년마다 추적 검사

② CEA 후 재협착
- 50–99% 재협착이 관찰되는 동측 뇌경색 또는 TIA: 재수술
- 50% 미만의 재협착이 관찰되는 동측 뇌경색 또는 TIA: 약물 치료
- 70–99%의 무증상 재협착: 다학제한 팀 논의를 통한 재시술을 고려

4) 비파열성 뇌동맥류 색전술(Embolization)

(1) 시술 전 검사

① 마취: 전신마취를 우선 고려하며, 시술자의 판단에 따라 천자부위 국소마취하에서도 혈관내 치료를 진행할 수 있음

② 전신마취를 시행하는 경우, 다음과 같은 심장 검사를 6개월 이내에 시행하되, 환자 상태에 따라 주치의가 판단
- 과거력이 없는 60세 이상: Echocardiography
- 과거력이 있는(예, Heart disease, DM, 70세 이상의 HTN, CVA history 등) 경우
  - Echocardiography, myocardial thallium scan
  - 검사 결과에 따라 심장내과 협진 고려

③ 호흡기적 문제가 있는 경우에 한하여 pulmonary function test를 시행하고 호흡기내과 협진

④ 갑상선 과거력이 있는 경우는 thyroid function test를 시행

⑤ 심장, 신장, 소화기, 호흡기, 내분비장애 과거력이 있는 환자는 해당 파트에 시술 전 위험도를 협진

(2) 시술 전 확인 사항

① 전신마취면 자정부터 금식, 오후 부분마취면 조식 후 금식

② 시술 전 혈액 검사
- CBC, Coagulation battery, Chemical battery, EKG, Chest X ray 등

- 감염 소견(발열, ESR 또는 CRP 증가)이 있거나 염증이 진행 중인 질병(예: 급성통풍발작, 잇몸 염증 등)이 동반되어 있는 경우는 감염 소견이 완화된 이후에 시술 진행

③ 조영제 사용 관련 처치

- 조영제유발신독성(contrast-induced nephropathy)의 위험인자를 가진 환자를 판별
  : 신장기능 저하, 당뇨병, 고령, 신독성 물질의 사용, 체액량 감소, 울혈성 심부전, 그 외 대사증후군, 고요산혈증
- 조영제 사용 3-12시간 이전부터 생리식염수를 1-1.5 mL/kg/hr의 속도로 주입하고 조영제 사용 6-24시간 동안 유지
- GFR 60 mL/min/1.73 m^2 이하인 경우, 조영제 사용 24시간 전 후로 N-acetylcysteine 1000 mg을 정맥 주사
- Metformin 제제는 시술 당일 skip, 시술 후 48시간 동안 중단 (단 GFR 60≥mL/min/1.73 m^2인 경우는 시술 후 복용 가능한 것으로 권고)

(3) 항혈소판제 투약

① 시술 전

- aspirin 100 mg 하루 한 번, 그리고 clopidogrel 75 mg 하루 한 번을 시술 10일 전부터 매일 복용하는 것이 원칙
- 기존에 aspirin, clopidogrel을 매일 복용 중이라면, 추가 복용 없이 시술
- 기존에 aspirin, clopidogrel 중 하나만 복용 중인 경우
  - 복용하지 않던 나머지 약제를 시술 10일 전부터 기존 약과 함께 매일 복용
  - 복용하지 않던 나머지 약제를 시술 전 최소 연속 5일 이상 복용하였다면, 추가 복용 없이 시술
  - 복용하지 않던 나머지 약제를 전혀 복용하지 않고 입원하였다면, 시술 전날 나머지 약제만 부하용량(aspirin: 300 mg, clopidogrel: 300 mg)으로 투약

  - 복용하지 않던 나머지 약제를 시술 전 최소 연속 5일 이상 복용하지 않았다면, 뇌혈관 중재팀에 상의 필요
- 기존에 aspirin, clopidogrel 모두 복용하지 않았던 경우
  - aspirin 100 mg 하루 한 번, 그리고 clopidogrel 75 mg 하루 한 번을 시술 10일 전부터 매일 복용
  - aspirin 100 mg 하루 한 번, 그리고 clopidogrel 75 mg 하루 한 번을 시술 전 최소 5일 이상 연속 복용하였다면, 추가 복용 없이 시술
  - 항혈소판제를 전혀 복용하지 않고 입원하였다면, 시술 전날 aspirin 300 mg 그리고 clopidogrel 300 mg으로 부하용량을 투약
  - aspirin 100 mg 하루 한 번, 그리고 clopidogrel 75 mg 하루 한 번을 시술 전 연속 5일 이상 복용하지 않았다면, 뇌혈관중재팀에 상의 필요

② 시술 당일

시술 당일 아침 약으로 aspirin 100 mg + clopidogrel 75 mg을 투약

③ 추가 고려 사항

- 혈류전환술(flow diversion)의 경우 stent-assisted coiling에 준하여 항혈소판제 사용
- 단, 사례별로 개별 조치가 필요할 수 있으므로, '고위험 침습적 시술(치료)기록지'를 항상 확인

  cf. 동정맥기형 시술은 항혈소판제를 복용하지 않음

(4) 시술 후 관리

① 시술 후 목표 혈압 및 항혈소판제를 다시 확인

② 시술 후 중환자실 또는 뇌졸중 집중치료실에서 모니터링

: 스텐트 삽입 환자의 시술 후 중재에 준하여 관리(p. 157 참고)

③ 시술에 따른 조치 및 외래 추적 관찰

A. Coil embolization

- aspirin 100 mg 하루 한 번 스케줄로 변경하여 1개월 유지
- 장기적인 항혈소판제 사용 여부는 뇌혈관 위험 인자 등을 고려하여 결정

B. Stent-assisted coiling

- aspirin 100 mg 하루 한 번 그리고 clopidogrel 75 mg 하루 한 번을 3개월 동안 유지한 후, aspirin 100 mg 하루 한 번으로 변경하여 4개월간 유지
- 장기적인 항혈소판제 사용 여부는 뇌혈관 위험 인자 등을 고려하여 결정

외래에서의 접근 05

1 치료적 접근

1) 비파열 뇌동맥류

(1) 역학

- 조발생률(우리나라): 90.0명/100,000명(2016)
- 유병률
  - 우리나라: 1.8–8.8%
  - 다국적 메타분석: 3.2%
- 위험인자
  - 여성, 고령, 고혈압, 흡연, 상염색체우성다낭신질환, 뇌동맥류나 지주막하 출혈의 가족력
  - 결체조직질환: 엘러스–단로스 증후군(Ehlers–Danlos type 4), 탄력섬유성거짓황색종(pseudoxanthoma elasticum)
  - 1형 가족성 알도스테론증
- 호발위치: 소낭성 뇌동맥류는 분지부에 호발. 아래 분포 비율은 ISUIA (International Study of Study of Unruptured Intracranial Aneurysms) 자료로 UCAS (The natural course of unruptured cerebral aneurysms)도 이와 비슷함
  - 침상돌기주변(40.1%)
  - 전교통동맥(16.1%)
  - 중대뇌동맥(29.4%)

- 후교통동맥(4.1%)
- 척추동맥 혹은 후대뇌동맥(4.89%)
- 뇌기저동맥분기부(5.5%)

– 소낭성 비파열 뇌동맥류에 의한 지주막하출혈의 위험인자
: 동맥류의 크기, 위치(표 2-58), 모양, 추적검사에서 크기 증가, 나이, 지주막하 출혈의 과거력, 흡연, 고혈압, 술

– 비소낭성 비파열 뇌동맥류는 그 숫자가 적고 양상이 다양하여 자연사에 관한 역학자료가 부족

표 2-58. 비파열 뇌동맥류의 크기와 위치에 따른 동맥류 파열률

Location	Rate of Rupture per Aneurysm per Year (percent, [95% CI])				
	3-4 mm	5-6 mm	7-9 mm	10-24 mm	≥25 mm
MCA	0.23 (0.09-0.54)	0.31 (0.10-0.96)	1.56 (0.74-3.26)	4.11 (2.22-7.66)	16.87 (2.38-119.77)
ACA	0.90 (0.45-1.80)	0.75 (0.28-2.02)	1.97 (0.82-4.76)	5.24 (1.97-13.95)	39.77 (9.95-159.00)
ICA	0.14 (0.04-0.57)	0	1.19 (0.30-4.77)	1.07 (0.27-4.28)	10.61 (1.49-75.3)
ICA-PCoA	0.41 (0.15-1.10)	1.00 (0.37-2.66)	3.19 (1.66-6.12)	6.12 (1.66-6.13)	126.97 (40.95-393.68)
BA tip and BA-SCA	0.23 (0.03-1.61)	0.46 (0.06-3.27)	0.97 (0.24-3.89)	6.94 (3.74-12.90)	117.82 (16.60-836.43)
VA-PICA and VBJ junction	0	0	0	3.49 (0.87-13.94)	0
Others	0.78 (0.25-2.43)	1.37 (0.34-5.50)	0	2.82 (0.40-19.99)	0
Total	0.36 (0.23-0.54)	0.50 (0.29-0.84)	1.69 (1.13-5.93)	4.37 (3.22-5.93)	33.40 (16.60-66.79)

MCA, middle cerebral artery; ACA, anterior cerebral artery; ICA, internal cerebral artery; PCoA, posterior communicating artery; BA, basilar artery; SCA, superior cerebellar artery; VA, vertebral artery; PICA, posterior inferior cerebellar artery; VBJ, vertebrobasilar junction
Adapted from "The Natural Course of Unruptured Cerebral Aneurysms in a Japanese Cohort" By The

(2) 선별검사

- 검사 방법: 고식적 뇌혈관 조영술이 표준 검사이나 TOF–MRA 또는 CTA민감도와 특이도가 큰 차이를 보이지 않음
- 우리나라는 방사선 피폭이 없고 조영제를 사용하지 않아도 되는 TOF–MRA를 많이 활용하고 있음
- 선별검사 대상: 가족력, 상염색체우성다낭신질환, 지주막하 출혈의 기왕력

(3) 파열 위험도 추정

① PHASES (Population, Hypertension, Age, Sex, Earlier subarachnoid hemorrhage and Site) 점수(표 2–59)

- 개별 동맥류의 5년 파열 위험을 추정
- 4점 이상은 고위험, 4점 미만은 저위험
- 흡연력, 알코올섭취량, 동맥류의 모양, 동맥류의 성장 여부, 가족력, 성별, 다발성 동맥류의 여부가 고려되지 않았음

② PHASES에 포함되지 않은 알려진 동맥류 파열의 위험인자들 (그림 2–23)

- 불규칙한 표면: 수포(bleb), 딸낭(daughter sac)
- 길쭉한 모양: 종횡비(aspect ratio), 크기비(size ratio)
- 고해상도 MRI상 벽면의 조영증강

표 2-59. PHASES 점수

Population	
North American, European	0
Japanese	3
Finnish	5
Hypertension, yes	1
70+ years old	1
Size of aneurysm	
<7 mm	0
7.0–9.9 mm	3
10.0–19.9 mm	6
≥20 mm	10
Previous SAH from another aneurysm, yes	1
Site of aneurysm	
ICA	0
MCA	2
ACA/PCoA/posterior circulation	4
Risk score (5-year risk of rupture, %)	
2	0.4
3	0.7
4	0.9
5	1.3
6	1.7
7	2.5
8	3.2
9	4.3
10	5.3
11	7.2
12	17.8

ACA, anterior cerebral artery and anterior communicating artery; ICA, internal carotid artery; MCA, middle cerebral artery; PCoA, posterior communicating artery; SAH, subarchnoid hemorrhage

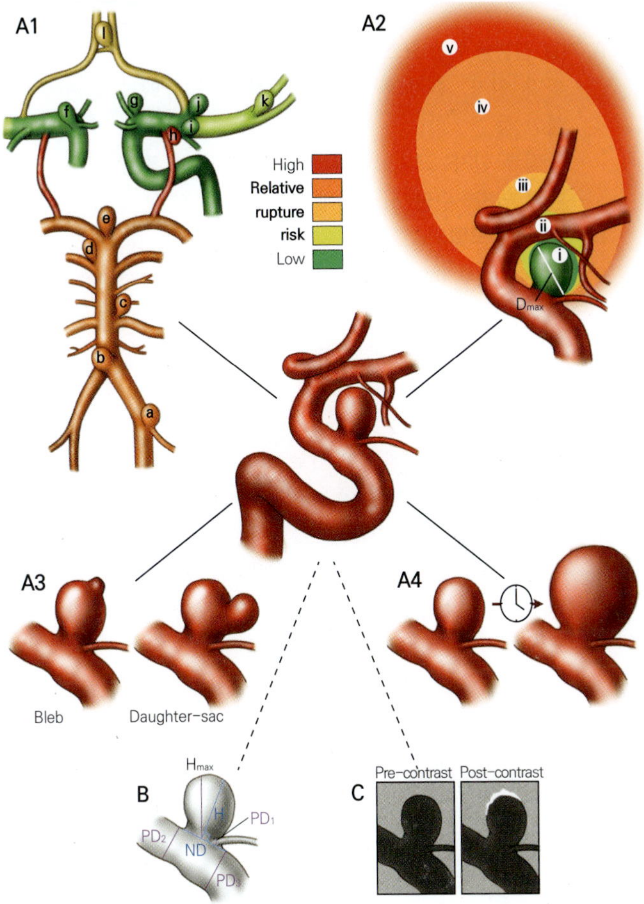

그림 2-23. 뇌동맥류 파열의 동맥류 관련 위험인자들 A1: 위치, A2: 크기에 따른 상대위험도, A3: 불규칙한 표면, A4: 뇌동맥류의 크기 증가, B: size ratio (SR)와 aspect ratio (AR)이며 각 계산공식은 다음과 같다. SR=Hmax/([PD1 +PD2 +PD3]/3), AR=H/ND. SR > 3 혹은 AR >1.06 이상의 동맥류가 상대적으로 높은 HR을 보여준다. C: 조영증강 고해상도 MRI에서 동맥류의 벽의 조영증강을 보여주며 이는, 동맥류의 벽의 염증에 의한 소견으로 생각하고 있으며 동맥류의 성장 혹은 파열과 관련이 있다고 여겨진다. H; 목 지름에서 수직인 동맥류 벽의 최대 높이; Hmax, 수직여부와 관계없이 목 지름에서 동맥류 벽 까지의 최대 높이; ND, 목 지름; PD, 모혈관 지름

③ 치료

A. 치료 결정을 위한 요소

- 환자 인자: 환자의 나이, 건강상태, 뇌동맥류 발견에 따른 불안 등
- 동맥류 인자: 크기, 위치, 모양, 불규칙한 표면 등
- 치료 인자: 수술/시술자에 따른 치료성적

B. 치료 결정 모델

- Unruptured intracranial aneurysm treatment score (UIATS) 모델(표 2-60)
- 소낭성동맥류에만 적용 가능
- 치료 결정 요소를 한 눈에 볼 수 있음

C. 보존적 치료

- 수술이나 시술을 하지 않기로 하면 보존적 치료
- 금연, 금주, 수축기 혈압 <140 mmHg 유지
- 영상 추적검사를 주기적으로 시행
- 추적검사의 경우 방사선과 요오드 조영제를 쓰는 CT 뇌혈관 사진보다는 비조영 MRI를, 1.5 T보다는 3.0 T의 고해상도 MRI가 추천
- 치료의 결정을 재평가해야 하는 상황인 경우 뇌혈관조영술을 시행할 수 있음
- 경막외/경막내 여부 감별 혹은 동맥류 벽 조영증강 파악을 위해 고해상도혈관벽 MRI를 시도해 볼 수 있음

표 2-60. The unruptured intracranial aneurysm treatment score (UIATS)

				Favors UIA repair	Favors conservativ
Patient	Age (single)	<40 years	4		
		40-60 years	3		
		61-70 years	2		
		71-80 years	1		
		> 80years	0		
	Risk factor incidence (multiple)	Previous SAH from a different aneurysm	4		
		Familial intracranial aneurysms or SAH	3		
		Japanese, Finnish, Inuit ethnicity	2		
		Current cigarette smoking	3		
		Hypertension (systolic BP > 140 mm Hg)	2		
		ADPKD	2		
		Current drug abuse (cocaine, amphetamine)	2		
		Current alcohol abuse	1		
	Clinical symptoms related to UIA (multiple)	Cranial nerve deficit	4		
		Clinical or radiological mass effect	4		
		Thromboembolic events from the aneurysm	3		
		Epilepsy	1		
	Other (multiple)	Reduced QOL due to fear of rupture	2		
		Aneurysm multiplicity	1		
	Life expectancy due to chronic and/or malignant disease (single)	< 5 years	4		
		5 - 10 years	3		
		> 10 years	1		
	Comorbid disease (multiple)	Neurocognitive disorder	3		
		Coagulopathies, thrombophilic disease	2		
		Psychiatric disorder	2		

Aneurysm	Maximum diameter (single)	< 4.0 mm	0		
		4.0 - 6.9 mm	1		
		7.0 - 12.9 mm	2		
		13.0 - 24.9 mm	3		
		> 24.9 mm	4		
	Morphology (multiple)	Irregularity of lobulation	3		
		Size ratio > 3 or aspect ratio > 1.6	1		
	Location (single)	BA bifurcation	5		
		VA/BA	4		
		ACoA or PCoA	2		
	Other (multiple)	Aneurysm growth on serial imaging	4		
		Aneurysm de novo formation on serial imaging	3		
		Contralateral steno-occlusive vessel disease	1		
Treatment	Age-related risk	< 40 years	0		
		41-60 years	1		
		61-70 years	3		
		71-80 years	4		
		> 80 years	5		
	Aneurysm size-related risk (single)	< 6.0 mm	0		
		6.0 - 10.0 mm	1		
		10.1 - 20.0 mm	3		
		> 20 mm	5		
	Aneurysm complexity-related risk	High	3		
		Low	0		
	Intervention-related risk	Constant			
		Total			

특정 케이스에서 적극적 치료나 보존적 치료 중 한 쪽으로 3점 이상 치우치면, 위 표는 치우친 방향의 치료를 추천한다. 다만 3점 이내의 차이를 보일 경우에는 개별적 접근을 추천한다.

SAH, subarachnoid hemorrhage; ADPKD, autosomal dominant polycystic kidney disease; QOL, quality of life; BA, basilar artery; VA, vertebral artery

D. 클립 결찰술 vs. 코일 색전술

- ISAT (International Subarachnoid Aneurysm Trial) 이후 코일 색전술이 점점 결찰술의 영역을 대체
- 코일 색전술의 장점: 더 낮은 이환율, 사망률, 재원일수, 장기 요양 시설로의 이송률
- 결찰술의 장점: 장기 추적관찰에서 재발률과 재출혈률이 낮음
- 코일 색전술은 수술 합병증이 많은 고령의 혹은 후방순환 동맥류 환자에서 색전술이 용이할 때 추천되며, 클립결찰술은 나이가 젊거나, 정기적인 검사가 어렵거나, 조영제를 쓰기 어려운 환자, 장기간 항혈소판 치료가 어려운 환자에게서 추천

E. 혈류 전환술(Flow diversion)

- 메커니즘을 고려해봤을 때 주요 관통혈관이 많은 곳은 설치하기가 부담스럽고, 분지부 뇌동맥류에는 사용하기가 어려움
- 대표적인 임상연구인 PUFS (Pipeline of Uncoilable or Failed Aneurysms)에서는 거대 내경동맥류(≥10 mm)의 6개월, 1년, 3년 및 5년 추적에서 완전한 폐쇄율이 각각 73.6%, 86.8%, 93.4%, 95.2%를 보였고, 주요 동측 뇌졸중과 신경계 관련 사망률은 5.6%였음
- 코일 색전술이나 클립 결찰술로 치료하기 어려운, 목이 넓은 거대 소낭동맥류나 방추형 동맥류를 치료하는 데 주로 쓰임
- 혈류전환스텐트의 치료 메커니즘의 모식도는 다음과 같다 (그림 2-24).

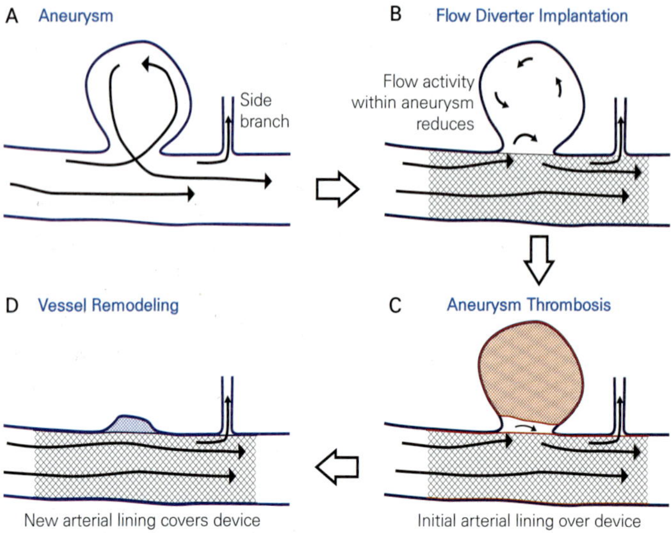

그림 2-24. 혈류전환술의 동맥류치료 메커니즘

F. Woven Endo-Bridge (WEB)

- 목이 넓은 동맥 분지부의 뇌동맥류의 치료를 목표로 하는 기기
- 분지부에 있는 목이 넓은 뇌동맥류는 스텐트를 Y자로 설치해야 해서 뇌경색과 같은 합병증이 호발하고 항혈소판제를 오래 써야 함
- 유럽에는 2010년에, 2019년 1월에는 미국 FDA의 승인을 받았음
- 2021년 출간된 전방순환에서 WEB과 결찰술을 비교한 연구에서, 결찰술은 기술적인 성공률에서 100% vs. 83%로 우위에 있는 모습을 보여줬고 주요 합병증에서도 4% vs. 3%로 비슷한 결과가 나타남. 6개월 폐색률로는 94% vs. 75%로 결

찰술이 통계적인 우위를 보였음
- 아직 기술적 숙련과 기기발전을 요함

2) 무증상 경동맥 협착

(1) 역학

- 유병률
    - 우리나라: 1.0% (50% 이상 협착의 경우)
    - 다국적 메타분석 결과는 그림 2-25를 참조
- 동측 뇌경색 발생의 위험인자: 협착의 정도, 치료에도 불구하고 협착의 악화, 동측 미세 색전 신호의 존재 유무, 영상검사상 동측의 무증상 뇌경색증, 고위험 죽상판, 등

(2) 경동맥 협착 정도 파악

- 고식적 혈관 조영술로 협착 정도를 파악하는 것이 표준 치료이나 침습적인 검사이므로, 비침습적 검사인 CT/MRI/경동맥 초음파를 통해 주로 측정(그림 2-26)
- 조영증강MRI는 혈관 석회화에 영향을 적게 받고 객관적이므로, CT나 경동맥 초음파에 비해 비교적 정확한 것으로 알려짐
- 경동맥초음파를 이용하여 경동맥 협착을 평가할 경우에는 표 2-61와 같이 내경동맥의 최고 수축기 속도, 내경동맥/총경동맥 최고 수축기 속도 비와 내경동맥의 말기 확장기 속도를 참고

(3) 경동맥 협착 정도에 따른 뇌경색 예방 지침

- 50% 미만의 협착: 위험인자를 조사하여 조절(표 2-62)
- 50-59%의 협착: 위험인자의 조절과 더불어 항 혈소판제의 사용을 고려
- 60-99%의 협착: 수술 관련 합병증이 3% 미만인 경우 예방적 경동맥 내막 절제술 또는 혈관성형/스텐트 설치술을 고려
- 경동맥 내막절제술이 일반적으로 임상결과가 좋은 것으로 알려져 있으나 혈관성형/스텐트 삽입술이 유리한 일부 소그룹이

있을 것으로 추정

- 최근 약물치료의 발달로 수술이나 시술의 이득이 상대적으로 감소했을 가능성이 있어 치료에 따른 이득과 위험에 대한 환자와의 충분한 상의가 필요

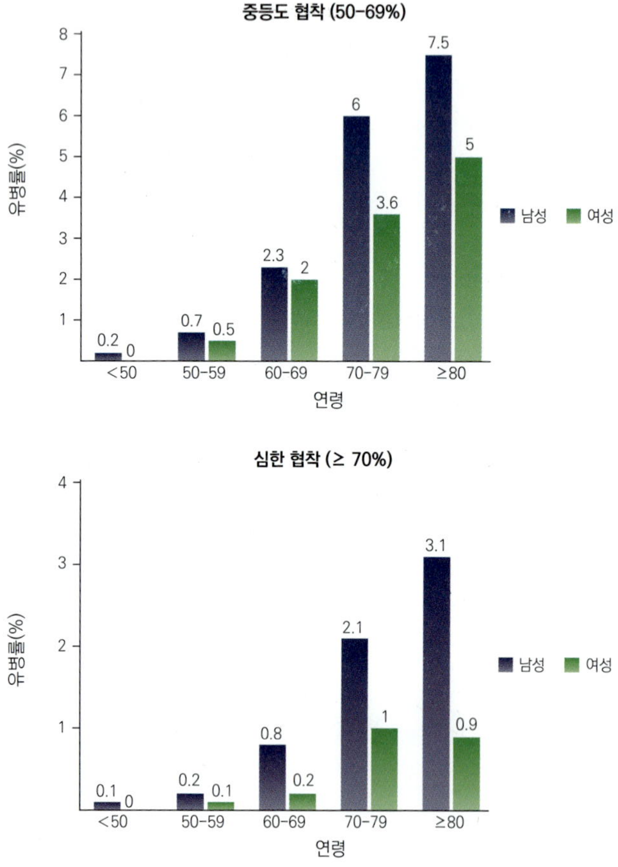

그림 2-25. **나이에 따른 무증상 경동맥 협착의 유병률**

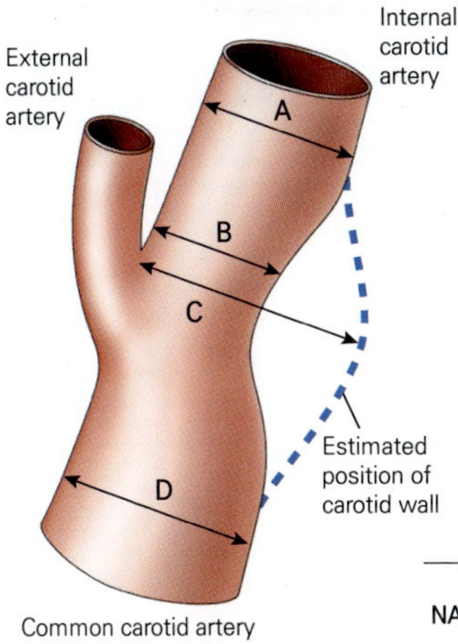

NASCET	ECST
30	65
40	70
50	75
60	80
70	85
80	91
90	97

Approximate equivalent degrees of internal carotid artery stenosis used in NASCET and ESCT according to recent direct comparison

NASCET $\frac{A-B}{A}$ ECST $\frac{C-B}{C}$ CC $\frac{D-B}{D}$

그림 2-26. 증상성 경동맥 협착 연구에서 사용했던 내경 동맥 협착 측정 방식

NASCET, North American Symptomatic Carotid Endarterectomy Trial; ECST, European Carotid Surgery Trial; CC, Common Carotid Method. Adapted from Donnan, GA, et. al. Lancet 1998; 351:1372.

표 2-61. CDUS에서 측정한 속도를 바탕으로 한 경동맥 협착 측정 기준

Diameter stenosis (%)	Primary parameter	Secondary parameters	
	ICA PSV (cm/sec)	ICA EDV (cm/sec)	ICA/CCA PSV ratio
Normal	<125	<40	<2.0
<50	<125	<40	<2.0
50-69	125-230	40-100	2.0-4.0
>70	>230	>100	>4.0
Near total occlusion	Variable	Variable	Variable
Total occlusion	Undetectable	Undetectable	Not applicable

ICA, internal carotid artery; PSV, peak systolic velocity; EDV, end diastolic velocity; CCA, common carotid artery

표 2-62. 약물치료 및 위험인자 조절

치료방법	세부사항
식이	지중해식 식단
운동	중간 강도(빠르게 걷기, 조깅, 수영, 혹은 자전거타기)로 일주일에 4-7회, 적어도 주에 150분 이상은 운동하도록 한다.
흡연	Varenicline 혹은 bupropion 그리고 nicotine 대체요법을 활용하여 금연하도록 한다.
항혈전제 치료	Aspirin 100 mg qd 혹은
	Clopidogrel 75 mg qd (아스피린을 사용하기 어려운 경우)
고지혈증 치료	목표 LDL<70 mg/dL
	High-dose statin ± ezetimibe ± PCSK9 inhibitor
	중성지방수치가 높은 경우 high-dose EPA를 고려한다.
고혈압 치료	Home BP<130/80 mmHg or Office BP<140/90 mmHg
	CCB, ACE inhibitor, ARB가 추천됨.
	이뇨제를 포함한 복합치료를 요하는 경우가 많음.
당뇨 치료	Goal HbA1c<7.0%
	Metformin, GLP-1 agonist, SGLT-2 antagonist가 선호됨.

LDL, low-density lipoprotein; PCSK9, proprotein convertase subtilisin/kexin type 9; EPA, Eicosapentaenoic acid; CCB, calcium channel blocker; ACE, angiotensin-converting enzyme; ARB, angiotensin receptor blockers; HbA1c, hemoglobin A1c; GLP-1, glucagon-like peptide-1; SGLT-2, Sodium-Glucose Cotransporter 2

(4) 혈관성형/스텐트 삽입술이 유리할 것으로 생각되는 소집단

- 전신마취와 관련된 수술 전후 위험이 높은 환자
- 경부 방사선 치료 이력이 있는 환자
- 이전 경동맥 내막절제술 이후 재협착이 발생한 환자
- 다른 이유로 이전에 경부수술을 받았던 환자
- 내경 동맥 분지부가 매우 높거나(C2 상방) 낮은(쇄골위치 이하) 환자

- 반대쪽 경동맥이 막혀 있는 환자
- 반대쪽 후두신경 마비가 있는 환자

(5) 추적관찰

- 무증상 경동맥 협착률을 약물치료로 관리한 최근 데이터에서 5년간 동측 뇌경색 발생률은 3.1%에 그침
- 약물치료 도중 추적관찰은 비용-효과 측면에서 경동맥 초음파를 활용
- 기관마다 차이가 있으나, 1년에 한 번 혹은 2년에 한 번 추적관찰
- 추적관찰에서 악화가 있다면 그 간격으로 6개월로 줄일 수 있음(악화된 환자들은 경동맥 내막 절제술 혹은 스텐트 삽입술을 고려)
- 경동맥 내막 절제술 혹은 스텐트 삽입술 후의 추적관찰은 해당 파트를 참조

2 퇴원 후 관리

1) 뇌혈관 중재 시술 후 외래 관리

- 두개강내 동맥 협착(intracranial artery stenosis) 스텐트 삽입술의 경우 퇴원 후 첫 외래 진료 전 CT, head angiography 검사 시행
- 두개강외 경동맥협착(extracranial carotid artery stenosis) 스텐트 삽입술의 경우 퇴원 후 첫 외래 진료 전 CT, neck angiography와 경동맥 초음파 검사 시행
- 영상검사 시행 후 영상의학과 외래 진료 먼저 시행 후 신경과 외래 진료할 수 있도록 함

- 시술 후 한달 동안은 혈압을 140/90 mmHg 이하로 유지할 수 있도록 가정 혈압 측정 및 모니터링하도록 교육함
- 시술 6개월 이후 추적검사 간격은 혈관 상태에 따라 주치의가 판단
- 뇌혈관 중재 시술 후 퇴원 관리에 대한 내용은 표 2-63를 참조

2) 뇌졸중 환자의 혈압 관리

- 뇌졸중 환자의 퇴원 후 외래에서는 고혈압, 당뇨, 고지혈증 등 위험인자 관리가 지속되어야 하며 당뇨와 고지혈증 관리에 대한 내용은 '혈당 관리(p. 105)'와 '이상지질혈증(p. 86)'을 참조

(1) 뇌졸중 환자의 혈압 기준

- 고혈압 치료는 사망률과 뇌졸중 및 혈관질환의 재발을 유의하게 감소시키므로, 뇌졸중 이차 예방을 위해 약물치료와 함께 생활요법을 고혈압 치료에 포함해야 함
- 이전 또는 새로 진단된 고혈압 환자의 경우, 뇌졸중 재발 및 기

표 2-63. 시술 후 외래 추적 관리

시술	시술 후	퇴원 후 1개월	퇴원 후 3개월	퇴원 후 6개월
두개강내 스텐트	• 시술 익일: f/u MR • 퇴원 전 (onset 5±1): MR diffusion+FLAIR	• 외래 방문 • CTA (Head)	• 외래 방문 • CTA (Head) 필요시	• 외래 방문 • CTA (Head)
두개강외 스텐트	• 시술익일: f/ uMR + Carotid duplex • 퇴원 전 (onset 5±1): MR diffusion+FLAIR	• 외래 방문 • CTA (neck) • Carotid duplex	• 외래 방문	• 외래 방문 (퇴원 1년째에 방문) • CTA (neck) • Carotid duplex
색전술	• Skull x-ray • MR, circle of willis	• 외래 방문		• 외래 방문 • MR, circle of willis

* 외래 방문: 영상의학과 → 신경과 순서로 권고

표 2-64. 혈압의 분류_대한고혈압학회

혈압 분류		수축기혈압(mmHg)		이완기혈압(mmHg)
정상혈압*		<120	그리고	<80
주의혈압		120-129	그리고	<80
고혈압전단계		130-139	또는	80-89
고혈압	1기	140-159	또는	90-99
	2기	≥160	또는	≥100
수축기단독고혈압		≥140	그리고	<90

* 심뇌혈관질환이 발생 위험이 가장 낮은 최적혈압

타 심뇌혈관 질환을 예방하기 위해 뇌졸중 또는 일과성허혈발작 수일 후 혈압 치료를 시작하는 것이 권장

- 소혈관 폐색에 의한 열공성 뇌경색 환자에서는 목표 수축기 혈압을 130 mmHg 미만으로 고려할 수 있음
- 대한고혈압학회에서 제시한 혈압의 분류는 표 2-64와 같음

(2) 가정혈압

- 가정 내에서 반복적으로 혈압측정 가능하고 장기적으로 혈압을 추적 관찰할 수 있는 장점이 있으나, 의료진의 감독 없이 환자 스스로 측정하므로 정확한 혈압 값을 얻기 위해 측정법에 대한 교육이 필요(표 2-65)
- 가정혈압 측정하면 고혈압, 백의고혈압과 가면고혈압을 진단하고 저항성 고혈압 진단에도 도움

(3) 활동혈압

- 활동혈압 측정은 진료실 밖에서 혈압을 측정하며, 24시간에 걸쳐 여러 번 반복적으로 혈압을 측정함으로써 진료실 혈압과 다르게 주간활동혈압, 야간혈압, 아침혈압에 대한 정보를 제공하

표 2-65. 가정혈압 측정 방법

가정혈압 측정 방법	
준비단계	• 혈압 측정 전 최소 5분 동안 안정하며, 조용한 환경에서 측정한다. • 측정 30분 전 카페인 섭취, 운동, 흡연, 목욕, 음주를 삼간다. • 혈압 측정 중에는 이야기를 하지 않는다.
측정자세	• 등은 바르게 기대고 앉아서 측정한다. • 양발은 평평한 평지 위에 내리고, 발을 꼬지 않는다. • 위팔을 테이블에 놓고 와이셔츠 정도의 얇은 옷 위에서 측정한다.
측정방법	
측정기기	• 검증된 위팔 자동혈압계를 이용한다.
커프 선택	• 사용 설명서에서 추천하는 크기의 커프를 사용한다
커프 감기	• 심장 높이를 맞추기 위하여 커프의 하단이 사용자의 팔꿈치에서 2-3 cm 위에 위치하도록 커프를 감는다.
측정 시각	• 아침혈압은 아침 기상 후 1시간 이내에 용변을 본 후 식사를 하기 전, 그리고 아침 혈압약을 복용하기 전에 측정해야 한다. • 저녁혈압은 취침 1시간 이내에 측정해야 한다.
측정 간격	• 1-2분 간격으로 2번씩 측정해야 한다.
측정 주기	• 적어도 5일 이상 측정 특히 처음 고혈압을 진단할 때는 적어도 1주일 동안 혈압을 측정한다(처음 측정 값은 버리고 평균값을 사용한다). 치료 결과 평가 시에는 가능한 오랜 기간(적어도 외래 방문 직전 5-7일 동안) 혈압을 측정한다.
혈압 값의 기록	• 모든 혈압 값은 정확하게 혈압 수첩에 기록한다. • 또는 측정값이 자동 저장되는 기기를 이용하여 모든 측정값을 기록한다. • 환자에 의해서 선택적으로 혈압 값이 기록되지 않도록 한다.

가정혈압 측정에 대한 동영상

여, 혈압의 일중 변화와 혈압 변동성에 대해 확인이 가능

- 활동혈압 측정의 적응증은 표 2-66와 같음
- 측정 방법에 따른 고혈압의 진단 기준은 표 2-67 참조

표 2-66. 활동혈압 적응증

- 고혈압을 진단하기 위하여
- 백의고혈압이 의심될 때
- 진료실혈압은 고혈압전단계 또는 정상이나 말단 장기 손상이나 심혈관 위험도가 높아 가면 고혈압이 의심될 때
- 진료실혈압과 가정혈압의 혈압 값이 현저하게 불일치가 있는 경우, 고혈압을 진단하기 위하여
- Dipping 패턴(dipper, non-dipper, reverse dipper and extreme dipper), 야간고혈압, 아침고혈압, morning surge를 평가하기 위하여
- 이차성 고혈압(수면 무호흡증)을 평가하기 위하여
- 간헐적 고혈압 또는 저혈압(기립성 저혈압, 식후저혈압, 약물 유발 저혈압)을 평가하기 위하여
- 자율신경 장애에 의한 혈압 변화를 평가하기 위하여
- 혈압 변동성을 평가하기 위하여
- 고혈압 약제의 효과를 모니터링하기 위하여
  - 약제 치료 중인 환자에서 백의효과 또는 조절되지 않는 가면고혈압의 평가
  - 과도한 약제 투여로 인한 증상이 있는 저혈압 환자의 평가
  - 24시간 혈압 조절 유무를 평가(특별히 고위험군과 임신부)
- 저항성 고혈압을 진단하기 위하여
- 심혈관 위험도 평가를 위해 정확한 혈압 측정이 요구될 때

표 2-67. 측정방법에 따른 고혈압의 진단 기준

혈압 분류	수축기혈압(mmHg)	이완기혈압(mmHg)
진료실 혈압	≥140	≥90
24시간 활동혈압		
일일평균혈압	≥130	≥80
주간평균혈압	≥135	≥85
야간평균혈압	≥120	≥70
가정혈압	≥135	≥85

(4) 백의고혈압과 가면고혈압

- '백의고혈압': 진료실혈압이 140/90 mmHg 이상이고 가정혈압 또는 주간활동혈압이 135/85 mmHg 미만인 경우
- '가면고혈압': 진료실혈압이 140/90 mmHg 미만이고 가정혈압 또는 주간활동혈압은 고혈압인 경우

(5) 고혈압의 치료

- 대부분의 고혈압 임상연구 결과 수축기혈압을 10–20 mmHg 정도, 이완기혈압을 5–10 mmHg 정도 낮추면 뇌졸중은 30–40%, 허혈성 심질환은 15–20% 정도 감소
- 진료실 혈압만 높은 백의고혈압환자도 향후 심뇌혈관질환의 발생 위험이 증가하기 때문에 3–6개월 간격으로 주기적인 검진을 받아야 하며, 약물치료의 시작 시기는 혈압의 수치뿐만 아니라 심뇌혈관 질환의 위험인자 및 목표 장기 손상 유무를 고려하여 결정
- 약물치료는 위험인자 또는 동반질환 유무에 상관없이 혈압이 140/90 mmHg 이상인 환자에게 시행
- 고혈압 약물치료는 비약물치료(생활요법)와 동시에 진행
- 고혈압이 뇌졸중 발생에 가장 중요한 위험인자이고, 또 혈압 치료에 따라 뇌졸중 재발 및 심뇌혈관질환 사건을 감소시키지만, 수축기혈압을 130 mmHg 미만으로 떨어뜨린 임상연구 결과는 뚜렷한 이득이 없었음. 이상의 연구 결과를 고려하여 뇌졸중 환자의 수축기혈압 조절 목표를 140 mmHg 미만으로 권고
- 열공성뇌경색 환자들을 대상으로 한 Secondary Prevention of Small Subcortical Strokes (SPS3) 연구에서 목표 혈압을 <130 mmHg로 한 군에서 목표 혈압을 130–140 mmHg으로 한 군에 비해서 심혈관 사건 발생은 줄이지 못하였으나 뇌출혈의 발생을 유의하게 감소시킴. 이 연구 결과를 바탕으로 열공성뇌경색 환자들의 목표 혈압은 <130 mmHg을 고려할 수 있음

3) 뇌졸중 후 중추성 통증

(1) 뇌졸중 후 중추성 통증(Central post stroke pain, CPSP)의 특징

- 뇌졸중 환자의 4–8%에서 보통 4–8주 이후에 발생하지만, 진단 1년 이후에 발생하기도 함
- 이전에 경험한 통증과 다른 양상의 통증으로 작열감, 저린감, 냉감, 이질통, 통각과민 양상
- 약 60%의 경우에만 시상(thalamic) 침범이 있으며, 발생기전은 잘 알려지지 않고 시상핵(thalamic nuclei) 또는 척수시상피질 경로(spinothalamic cortical pathway)가 원인이 되기도 함

(2) 치료

① 저용량 삼환계 항우울제, Amitryptiline 10–25 mg 1회

② 항경련제

- Lamotrigine (최소 200 mg/일 용량)은 carbamazepine보다 증거가 충분하며, gabapentin, pregabalin은 항경련제 중 최선일 수 있음

③ Lidocain, propofol, ketamine과 같은 IV 약물은 단기 치료에는 효과가 있지만 장기 치료에 적합하지 않으며, 아편제는 급성 악화에 도움이 될 수 있지만 만성 통증에는 권장되지 않음

④ NICE 지침

- Amitryptiline, duloxetine, gabapentin 또는 pregabalin 중 하나를 사용하도록 하며(nortryptiline은 amitryptiline보다 내약성이 좋아서 대안이 될 수 있음) 초기 치료가 효과적이지 않거나 내약성이 없다면 나머지 세 가지 약제 중 하나를 제공하고 두 번째, 세 번째 약물이 효과 없으면 추가로 바꿔야 한다고 제언
- Tramadol은 급성 시에 사용할 수 있고 캡사이신 크림은 비경구적 치료로 이용할 수 있음

References

1. 뇌졸중임상연구센터. 뇌졸중 진료지침. 2022.
2. 대한고혈압학회. 고혈압 진료지침. 2022.
3. 대한뇌졸중학회. 뇌졸중 진료지침. 2017.
4. 대한뇌졸중학회. 뇌졸중. 범문에듀케이션; 2015.
5. 대한뇌졸중학회. 뇌졸중. 제2판. 범문에듀케이션; 2015.
6. 대한마취통증의학회. 2022 검사 및 시술을 위한 진정 진료지침. 도서출판 여문각; 2022.
7. 대한부정맥학회. 심방세동 환자에서 비타민 K비의존성 경구용 항응고제 (NOAC) 사용지침. 2022.
8. 대한신경과학회. 신경학. 제3판. 범문에듀케이션; 2017.
9. 대한신경초음파학회. 신경초음파. 제이피앤씨; 2021.
10. 대한심혈관중재학회 혈소판-혈전 연구회. 수술 및 시술 시 항혈전제 사용에 대한 전문가 합의문. 2022.
11. 대한외과학회. 외과수술아틀라스. 제2판. 군자출판사; 2020. pp. 937-54.
12. 서울아산병원 내과학교실. 서울아산병원 내과매뉴얼. 군자출판사; 2020.
13. 서울아산병원 신경비상팀. 신경계 응급상황 솔루션. 제2판. 대한의학; 2020.
14. 한국지질동맥경화학회 진료지침위원회. 이상지질혈증 진료지침 제5판. 2023.
15. Adams HP, Jr., Adams RJ, Brott T, et al. Guidelines for the early management of patients with ischemic stroke: A scientific statement from the Stroke Council of the American Stroke Association. Stroke. 2003;34:1056-83.
16. Ajay Bhalla JB. Management of post-stroke complications. Springer; 2015.
17. Amarenco P, Bogousslavsky J, Callahan A 3rd, et al. High-dose atorvastatin after stroke or transient ischemic attack. N Engl J Med. 2006;355(6):549-59.
18. Amarenco P, Kim JS, Labreuche J, et al. A Comparison of Two LDL Cholesterol Targets after Ischemic Stroke. N Engl J Med. 2020;382(1):9.
19. Amin AN, Lin J, Thompson S, et al. Wiederkehr D. Rate of deep-vein thrombosis and pulmonary embolism during the care continuum in patients with acute ischemic stroke in the United States. BMC Neurol. 2013;13:17.

20. Anderson CS, Huang Y, Arima H, et al. Effects of early intensive blood pressure-lowering treatment on the growth of hematoma and perihematomal edema in acute intracerebral hemorrhage: the Intensive Blood Pressure Reduction in Acute Cerebral Haemorrhage Trial (INTERACT). Stroke. 2010;41(2):307-12.
21. Antihypertensive Treatment of Acute Cerebral Hemorrhage (ATACH) investigators. Antihypertensive treatment of acute cerebral hemorrhage. Crit Care Med. 2010;38(2):637-48.
22. Asberg A. Interactions between cyclosporin and lipid-lowering drugs: implications for organ transplant recipients. Drugs. 2003;63(4):367-78.
23. Bahn EL, Holt KR. Procedural sedation and analgesia: a review and new concepts. Emerg Med Clin North Am. 2005 May;23(2):503-17.
24. Bang OY, Chung JW, Kim DH, et al. Moyamoya disease and spectrums of rnf213 vasculopathy. Transl Stroke Res. 2020;11:580-9.
25. Bang OY, Chung JW, Lee MJ, et al. Cancer-related stroke: An emerging subtype of ischemic stroke with unique pathomechanisms. J Stroke. 2020;22:1-10.
26. Barber PA, Demchuk AM, Zhang J, et al. Validity and reliability of a quantitative computed tomography score in predicting outcome of hyperacute stroke before thrombolytic therapy. Aspects study group. Alberta stroke programme early ct score. Lancet. 2000;355:1670-4.
27. Barrett BJ, Parfrey PS. Clinical practice. Preventing nephropathy induced by contrast medium. N Engl J Med. 2006;354(4):379-86.
28. Barrett KM, Meschia JF. Genetic stroke syndromes. Continuum (Minneap Minn). 2014;20:399-411.
29. Bays H, Cohen DE, Chalasani N, et al An assessment by the Statin Liver Safety Task Force: 2014 update. J Clin Lipidol. 2014;8(3 Suppl):S47-S57.
30. Benzoni T, Cascella M. Procedural Sedation. In: StatPearls. Treasure Island (FL): StatPearls Publishing; July 3, 2023.
31. Bhalla A, Birns J. Management of Post-Stroke Complications. Springer; 2015.
32. Boehme AK, Esenwa C, Elkind MS. Stroke risk factors, genetics, and prevention. Circ Res. 2017;120:472-95.
33. Britt RB, Brown JN. Characterizing the Severe Reactions of Parenteral Vitamin K1. Clin Appl Thromb Hemost. 2018;24(1):5-12.

34. Broderick J, Connolly S, Feldmann E, et al. Guidelines for the management of spontaneous intracerebral hemorrhage in adults: 2007 update: a guideline from the American Heart Association/American Stroke Association Stroke Council, High Blood Pressure Research Council, and the Quality of Care and Outcomes in Research Interdisciplinary Working Group. Stroke. 2007;38(6):2001-23.
35. Broocks G, Hanning U, Flottmann F, et al. Clinical benefit of thrombectomy in stroke patients with low ASPECTS is mediated by oedema reduction. Brain. 2019;142(5):1399-407.
36. Cagnazzo F, Derraz I, Dargazanli C, et al. Mechanical thrombectomy in patients with acute ischemic stroke and ASPECTS ≤6: a meta-analysis. J Neurointerv Surg. 2020;12(4):350-5.
37. Camen S, Haeusler KG, Schnabel RB. Cardiac imaging after ischemic stroke or transient ischemic attack. Curr Neurol Neurosci Rep. 2020;20:36.
38. Chao TF, Liu CJ, Tuan TC, et al. Comparisons of CHADS2 and CHA2DS2-VASc scores for stroke risk stratification in atrial fibrillation: Which scoring system should be used for Asians? Heart Rhythm. 2016;13(1):46-53.
39. Cook AM, Morgan Jones G, Hawryluk GWJ, et al. Guidelines for the Acute Treatment of Cerebral Edema in Neurocritical Care Patients. Neurocrit Care. 2020 Jun;32(3):647-66.
40. Daou B, Hammer C, Mouchtouris N, et al. Anticoagulation vs Antiplatelet Treatment in Patients with Carotid and Vertebral Artery Dissection: A Study of 370 Patients and Literature Review. Neurosurgery. 2017;80(3):368-79.
41. Dardiotis E, Aloizou AM, Markoula S, et al. Cancer-associated stroke: Pathophysiology, detection and management (review). Int J Oncol. 2019;54:779-96.
42. de Weerd M, Greving JP, Hedblad B, et al. Prevalence of asymptomatic carotid artery stenosis in the general population: an individual participant data meta-analysis. Stroke. 2010;41(6):1294-7.
43. Dearborn JL, Urrutia VC, Zeiler SR. Stroke and cancer-a complicated relationship. J Neurol Transl Neurosci. 2014;2:1039.
44. Demchuk AM, Burgin WS, Christou I, et al. Thrombolysis in brain

ischemia (TIBI) transcranial Doppler flow grades predict clinical severity, early recovery, and mortality in patients treated with intravenous tissue plasminogen activator. Stroke. 2001;32(1):89-93.

45. Dennis M, Mordi N, Graham C, et al. The timing, extent, progression and regression of deep vein thrombosis in immobile stroke patients: observational data from the CLOTS multicenter randomized trials. J Thromb Haemost. 2011;9:2193-200.
46. Dholakia R, Sadasivan C, Fiorella DJ, et al. Hemodynamics of Flow Diverters. J Biomech Eng. 2017;139(2):10.1115/1.4034932.
47. Etminan N, Brown RD Jr, Beseoglu K, et al. The unruptured intracranial aneurysm treatment score: a multidisciplinary consensus. Neurology. 2015;85(10):881-9.
48. Fishbane S. N-acetylcysteine in the prevention of contrast-induced nephropathy. Clin J Am Soc Nephrol. 2008;3(1):281-7.
49. Frontera JA, Lewin JJ 3rd, Rabinstein AA, et al. Guideline for Reversal of Antithrombotics in Intracranial Hemorrhage: Executive Summary. A Statement for Healthcare Professionals From the Neurocritical Care Society and the Society of Critical Care Medicine. Crit Care Med. 2016;44(12):2251-7.
50. Fugate JE, Kalimullah EA, Wijdicks EF. Angioedema after tpa: What neurointensivists should know. Neurocrit Care. 2012;16:440-3
51. Fushimi Y, Yoshida K, Okawa M, et al. Vessel wall mr imaging in neuroradiology. La radiologia medica. 2022;127:1032-45.
52. Garcia-Esperon C, Bivard A, Johns H, et al. Association of Endovascular Thrombectomy With Functional Outcome in Patients With Acute Stroke With a Large Ischemic Core. Neurology. 2022;99(13):e1345-e1355.
53. Godwin SA, Caro DA, Wolf SJ, et al. Clinical policy: procedural sedation and analgesia in the emergency department. Ann Emerg Med. 2005;45:177-96.
54. Goldstein LB, Amarenco P, Szarek M, et al. Hemorrhagic stroke in the Stroke Prevention by Aggressive Reduction in Cholesterol Levels study. Neurology. 2008;70(24 Pt 2):2364-70.
55. González-Correa JA, De La Cruz JP. Triflusal: an antiplatelet drug with a neuroprotective effect?. Cardiovasc Drug Rev. 2006;24(1):11-24.
56. González RG, Copen WA, Schaefer PW, et al. The Massachusetts

General Hospital acute stroke imaging algorithm: an experience and evidence based approach. J Neurointerv Surg. 2013;5 Suppl 1(Suppl 1):i7-i12.

57. González RG. Current state of acute stroke imaging. Stroke. 2013;44(11):3260-4.

58. Grant EG, Benson CB, Moneta GL, et al. Carotid artery stenosis: gray-scale and Doppler US diagnosis--Society of Radiologists in Ultrasound Consensus Conference. Radiology. 2003;229(2):340-6.

59. Greenberg SM, Ziai WC, Cordonnier C, et al. 2022 Guideline for the Management of Patients With Spontaneous Intracerebral Hemorrhage: A Guideline From the American Heart Association/American Stroke Association. Stroke. 2022;53(7):e282-e361.

60. Greving JP, Wermer MJ, Brown RD, et al. Development of the PHASES score for prediction of risk of rupture of intracranial aneurysms: a pooled analysis of six prospective cohort studies. Lancet Neurol. 2014;13:59-66.

61. Grisold W, Oberndorfer S, Struhal W. Stroke and cancer: A review. Acta Neurologica Scandinavica. 2009;119:1-16

62. Grossmann I, Rodriguez K, Soni M, et al. Stroke and Pneumonia: Mechanisms, Risk Factors, Management, and Prevention. Cureus. 2021;13:e19912.

63. Grotta JC. Stroke: Pathophysiology, diagnosis, and management. Philadelphia: Elsevier; 2022.

64. Hackam DG. Optimal Medical Management of Asymptomatic Carotid Stenosis. Stroke. 2021;52(6):2191-8.

65. Hackenberg KAM, Hänggi D, Etminan N. Unruptured Intracranial Aneurysms. Stroke. 2018;49(9):2268-75.

66. Hallevi H, Albright KC, Martin-Schild S, et al. Anticoagulation after cardioembolic stroke: to bridge or not to bridge?. Arch Neurol. 2008;65(9):1169-73.

67. Hart RG, Catanese L, Perera KS, et al. Embolic stroke of undetermined source: A systematic review and clinical update. Stroke. 2017;48:867-72.

68. Hart RG, Diener HC, Coutts SB, et al. Embolic strokes of undetermined source: the case for a new clinical construct. Lancet Neurol.

2014;13(4):429-38.

69. Hillis AE, Ulatowski JA, Barker PB, et al. A pilot randomized trial of induced blood pressure elevation: effects on function and focal perfusion in acute and subacute stroke. Cerebrovasc Dis. 2003;16(3):236-46.

70. Hindricks G, Potpara T, Dagres N, et al. 2020 ESC Guidelines for the diagnosis and management of atrial fibrillation developed in collaboration with the European Association for Cardio-Thoracic Surgery (EACTS): The Task Force for the diagnosis and management of atrial fibrillation of the European Society of Cardiology (ESC) Developed with the special contribution of the European Heart Rhythm Association (EHRA) of the ESC. Eur Heart J. 2021;42(5):373-498.

71. Hiraide T, Suzuki H, Momoi M, et al. RNF213-Associated Vascular Disease: A Concept Unifying Various Vasculopathies. Life (Basel). 2022;12(4):555.

72. Hofmeijer J, Kappelle LJ, Algra A et al. Surgical decompression for space-occupying cerebral infarction (the hemicraniectomy after middle cerebral artery infarction with life-threatening edema trial [HAMLET]): a multicentre, open, randomised trial. Lancet Neurol. 2009;8:326-33.

73. Hornig CR, Dorndorf W, Agnoli AL. Hemorrhagic cerebral infarction--a prospective study. Stroke. 1986;17(2):179-85.

74. Hsu HL, Lin YH, Huang YC, et al. Gastrointestinal hemorrhage after acute ischemic stroke and its risk factors in Asians. Eur Neurol. 2009;62(4):212-8.

75. Hur J, Choi BW. Cardiac ct imaging for ischemic stroke: Current and evolving clinical applications. Radiology. 2017;283:14-28.

76. Ihara M, Yamamoto Y, Hattori Y, et al. Moyamoya disease: Diagnosis and interventions. Lancet Neurol. 2022;21(8):747-58.

77. Imamura T, Doi Y, Arima H, et al. LDL cholesterol and the development of stroke subtypes and coronary heart disease in a general Japanese population: the Hisayama study. Stroke. 2009;40(2):382-8.

78. Ingeman A, Andersen G, Hundborg HH, et al. In-hospital medical complications, length of stay, and mortality among stroke unit patients. Stroke. 2011;42(11):3214-8.

79. International Study of Unruptured Intracranial Aneurysms Investigators.

Unruptured intracranial aneurysms--risk of rupture and risks of surgical intervention. N Engl J Med. 1998 Dec 10;339(24):1725-33.

80. Jadhav AP, Desai SM, Jovin TG. Indications for mechanical thrombectomy for acute ischemic stroke: Current guidelines and beyond. Neurology. 2021;97:S126-s136.

81. Jeon TY, Jeon P, Kim KH. Prevalence of unruptured intracranial aneurysm on MR angiography. Korean J Radiol. 2011; 12:547-53.

82. Jeong YH. Clopidogrel Resistance. Korean J Med. 2013;85:1-9.

83. Joy TR, Hegele RA. Narrative review: statin-related myopathy. Ann Intern Med. 2009;150(12):858-68.

84. Jung SM. Drug selection for sedation and general anesthesia in children undergoing ambulatory magnetic resonance imaging. J Yeungnam Med Sci. 2020;37(3):159-68.

85. Jüttler E, Schwab S, Schmiedek P, et al. Decompressive Surgery for the Treatment of Malignant Infarction of the Middle Cerebral Artery (DESTINY): a randomized, controlled trial. Stroke. 2007;38(9):2518-25.

86. Jüttler E, Unterberg A, Woitzik J, et al. Hemicraniectomy in older patients with extensive middle-cerebral-artery stroke. N Engl J Med. 2014;370:1091-100.

87. Kaatz S, Paje D. Update in bridging anticoagulation. J Thromb Thrombolysis. 2011;31:259-64.

88. Kelly J, Rudd A, Lewis RR, et al. Venous thromboembolism after acute ischemic stroke: a prospective study using magnetic resonance direct thrombus imaging. Stroke. 2004;35(10):2320-5.

89. Kim A, Kwon TW, Han Y, et al. Clinical Outcomes of Staged Bilateral Carotid Endarterectomy for Bilateral Carotid Artery Stenosis. Ann Surg Treat Res. 2015;89:261-7.

90. Kim BJ, Kang HG, Kim HJ, et al. Magnetic resonance imaging in acute ischemic stroke treatment. J Stroke. 2014;16:131-45.

91. Kim JH, Lee KY, Ha SW, et al. Prevalence of unruptured intracranial aneurysms: a single center experience using 3T brain MR angiography. Neurointervention. 2021;16:117-21.

92. Kim JS. Post-stroke Mood and Emotional Disturbances: Pharmacological Therapy Based on Mechanisms. J Stroke. 2016;18:244-55.

93. Kim SM, Kim YJ, Kim KW. Usefulness of carotid ultrasonography and

treatment of carotid disease. J Korean Med Assoc. 2020;63(6):342-53.
94. Kim SM, Woo HG, Kim YJ, et al. Blood pressure management in stroke patients. J Neurocrit Care. 2020;13(2):69-79.
95. Kleindorfer DO, Towfighi A, Chaturvedi S, et al. 2021 Guideline for the Prevention of Stroke in Patients With Stroke and Transient Ischemic Attack: A Guideline From the American Heart Association/American Stroke Association. Stroke. 2021;52(7):e364-e467.
96. Kumar S, Selim MH, Caplan LR. Medical complications after stroke. Lancet Neurol. 2010;9(1):105-18.
97. Kuroda S, Fujimura M, Takahashi J, et al. Diagnostic criteria for moyamoya disease - 2021 revised version. Neurol Med Chir (Tokyo). 2022;62:307-12.
98. Kuroda Y, Kawakita K. Targeted temperature management for postcardiac arrest syndrome. J Neurocrit Care. 2020;13(1):1-18.
99. Kwon HW, Moon DH, Han Y, et al. Impact of subclinical coronary artery disease on the clinical outcomes of carotid endarterectomy J Neurosurg. 2017;126:1560-5.
100. Lee JS, Demchuk AM. Choosing a hyperacute stroke imaging protocol for proper patient selection and time efficient endovascular treatment: Lessons from recent trials. J Stroke. 2015;17:221-8.
101. Leslie-Mazwi TM, Altschul D, Simonsen CZ. Thrombectomy for patients with large infarct core in practice: Where should the pendulum swing? Stroke. 2021;52:3118-20.
102. Levi M, Eerenberg ES, Kampuisen PW. Anticoagulants. Old and new. Hamostaseologie. 2011;31(4):229-35.
103. Liapis CD, Bell PR, Mikhailidis D, et al. ESVS guidelines. Invasive treatment for carotid stenosis: indications, techniques. Eur J Vasc Endovasc Surg. 2009;37(4 Suppl):1-19.
104. Lim TS, Hong JM, Lee JS, et al. Induced-hypertension in progressing lacunar infarction. J Neurol Sci. 2011;308(1-2):72-6.
105. Lindgren A. Stroke genetics: A review and update. J Stroke. 2014;16:114-23.
106. Lip GY, Andreotti F, Fauchier L, et al. Bleeding risk assessment and management in atrial fibrillation patients: a position document from the European Heart Rhythm Association, endorsed by the European

Society of Cardiology Working Group on Thrombosis. Europace. 2011;13(5):723-46.

107. Mach F, Baigent C, Catapano AL, et al. 2019 ESC/EAS Guidelines for the management of dyslipidaemias: lipid modification to reduce cardiovascular risk. Eur Heart J. 2020;41(1):111-88.

108. Mandell DM, Mossa-Basha M, Qiao Y, et al. Intracranial Vessel Wall MRI: Principles and Expert Consensus Recommendations of the American Society of Neuroradiology. AJNR Am J Neuroradiol. 2017;38(2):218-29.

109. Mandell LA, Niederman MS. Aspiration Pneumonia. N Engl J Med. 2019;380(7):651-63.

110. Markus H, Pereira A, Cloud G. Stroke Medicine. Oxford Specialist Handbooks in Neurology. Second edition. Oxford University Press; 2017.

111. Martin MT, Kuchta AM, Nutescu EA. A clinician's guide to perioperative bridging for patients on oral anticoagulation. J Pharm Pract. 2010;23(4):303-12.

112. Mattay RR, Saucedo JF, Lehman VT, et al. Current Clinical Applications of Intracranial Vessel Wall MR Imaging. Semin Ultrasound CT MR. 2021;42(5):463-73.

113. McDonough R, Ospel J, Goyal M. State of the art stroke imaging: A current perspective. Can Assoc Radiol J. 2022;73:371-83.

114. Miner JR, Danahy M, Moch A, et al. Randomized clinical trial of etomidate versus propofol for procedural sedation in the emergency department. Ann Emerg Med. 2007;49(1):15-22.

115. Mossa-Basha M, de Havenon A, Becker KJ, et al. Added Value of Vessel Wall Magnetic Resonance Imaging in the Differentiation of Moyamoya Vasculopathies in a Non-Asian Cohort. Stroke. 2016;47(7):1782-8.

116. Moulin T, Cattin F, Crépin-Leblond T, et al. Early CT signs in acute middle cerebral artery infarction: predictive value for subsequent infarct locations and outcome. Neurology. 1996;47(2):366-75.

117. Mudd PD, James MA. Anticoagulation for atrial fibrillation: should warfarin be temporarily stopped or continued after acute cardioembolic stroke?. Age Ageing. 2010;39(6):670-73.

118. Navi BB, Kasner SE, Elkind MSV, et al. Cancer and Embolic Stroke of

Undetermined Source. Stroke. 2021;52(3):1121-30.

119. Naylor R, Rantner B, Ancetti S, et al. Editor's Choice - European Society for Vascular Surgery (ESVS) 2023 Clinical Practice Guidelines on the Management of Atherosclerotic Carotid and Vertebral Artery Disease. Eur J Vasc Endovasc Surg. 2023;65(1):7-111.

120. Ntaios G. Embolic stroke of undetermined source: Jacc review topic of the week. J Am Coll Cardiol. 2020;75:333-40.

121. O'Donnell MJ, Kapral MK, Fang J, et al. Gastrointestinal bleeding after acute ischemic stroke. Neurology. 2008;71(9):650-5.

122. Okazaki S, Morimoto T, Kamatani Y, et al. Moyamoya disease susceptibility variant rnf213 p.R4810k increases the risk of ischemic stroke attributable to large-artery atherosclerosis. Circulation. 2019;139:295-8.

123. Pahs L, Droege C, Kneale H, et al. A novel approach to the treatment of orolingual angioedema after tissue plasminogen activator administration. Ann Emerg Med. 2016;68:345-8.

124. Pannu N, Wiebe N, Tonelli M; Alberta Kidney Disease Network. Prophylaxis strategies for contrast-induced nephropathy. JAMA. 2006;295(23):2765-79.

125. Park CS. The current state of sedation outside the operating room. J Korean Med Assoc. 2013;56(4):264-70.

126. Park HK, Lee JS, Hong KS, et al. Statin therapy in acute cardioembolic stroke with no guidance-based indication. Neurology. 2020;94(19):e1984-e1995.

127. Park S, Lee DH, Ryu CW, et al. Incidental Saccular Aneurysms on Head MR Angiography: 5 Years' Experience at a Single Large-Volume Center. J Stroke. 2014;16(3):189-94.

128. Parsons MW, Garcia-Esperon C. Adding cardiac ct to the hyperacute stroke ct protocol: Don't leave the ct scanner without imaging the heart. Neurology. 2022;99:595-6.

129. Peters NA, Farrell LB, Smith JP. Hyperosmolar therapy for the treatment of cerebral edema. US Phar. 2018:43(1)HS-8-HS-11.

130. Powers WJ, Rabinstein AA, Ackerson T, et al. Guidelines for the early management of patients with acute ischemic stroke: 2019 update to the 2018 guidelines for the early management of acute ischemic stroke:

A guideline for healthcare professionals from the american heart association/american stroke association. Stroke. 2019;50:e344-e418.

131. Puetz V, Dzialowski I, Hill M, et al. The alberta stroke program early ct score in clinical practice: What have we learned? International journal of stroke. 2009;4:354-64.

132. Rathbun KM. Angioedema after thrombolysis with tissue plasminogen activator: an airway emergency. Oxf Med Case Reports. 2019;2019(1):omy112.

133. Reiff T, Eckstein HH, Mansmann U, et al. Carotid endarterectomy or stenting or best medical treatment alone for moderate-to-severe asymptomatic carotid artery stenosis: 5-year results of a multicentre, randomised controlled trial. Lancet Neurol. 2022;21(10):877-88.

134. Ren Z, Huo X, Kumar J, et al. Review of current large core volume stroke thrombectomy clinical trials: Controversies and progress. Stroke: Vascular and Interventional Neurology. 2022;2:e000330.

135. Renowden S, Nelson R. Management of incidental unruptured intracranial aneurysms. Pract Neurol. 2020;20(5):347-55.

136. Rinkel LA, Guglielmi V, Beemsterboer CFP, et al. Diagnostic Yield of ECG-Gated Cardiac CT in theAcute Phase of Ischemic Stroke vsTransthoracic Echocardiography. Neurology. 2022;99(14):e1456-e1464.

137. Roh YN, Woo SY, Kim N, et al. Prevalence of asymptomatic carotid stenosis in Korea based on health screening population. J Korean Med Sci. 2011;26(9):1173-7.

138. Rordorf G, Koroshetz WJ, Ezzeddine MA, et al. A pilot study of drug-induced hypertension for treatment of acute stroke. Neurology. 2001;56(9):1210-3.

139. Ryoo S, Cha J, Kim SJ, et al. High-resolution magnetic resonance wall imaging findings of Moyamoya disease. Stroke. 2014;45(8):2457-60.

140. Ryvlin P, Montavont A, Nighoghossian N. Optimizing therapy of seizures in stroke patients. Neurology. 2006;67:S3-9.

141. Sabatine MS, Giugliano RP, Keech AC, et al. Evolocumab and Clinical Outcomes in Patients with Cardiovascular Disease. N Engl J Med. 2017;376(18):1713-22.

142. Sarraj A, Hassan AE, Abraham MG, et al. Trial of Endovascular

Thrombectomy for Large Ischemic. N Engl J Med. 2023;388(14):1259-71.

143. Sarraj A, Hassan AE, Savitz S, et al. Outcomes of endovascular thrombectomy vs medical management alone in patients with large ischemic cores: A secondary analysis of the optimizing patient's selection for endovascular treatment in acute ischemic stroke (select) study. JAMA neurology. 2019;76:1147-56.

144. Schröder J, Thomalla G. A Critical Review of Alberta Stroke Program Early CT Score for Evaluation of Acute Stroke Imaging. Front Neurol. 2017;7:245.

145. Simonson SG, Raza A, Martin PD, et al. Rosuvastatin pharmacokinetics in heart transplant recipients administered an antirejection regimen including cyclosporine. Clin Pharmacol Ther. 2004;76(2):167-77.

146. Song JW, Moon BF, Burke MP, et al. MR Intracranial Vessel Wall Imaging: A Systematic Review. J Neuroimaging. 2020;30(4):428-42.

147. Sourgounis A, Lipiecki J, Lo TS, et al. Coronary stents and chronic anticoagulation. Circulation. 2009;119:1682-8.

148. Spronk E, Sykes G, Falcione S, et al. Hemorrhagic Transformation in Ischemic Stroke and the Role of Inflammation, Front.Neurol, 2021;12:661955.

149. Steffel J, Verhamme P, Potpara TS, et al. The 2018 European Heart Rhythm Association Practical Guide on the use of non-vitamin K antagonist oral anticoagulants in patients with atrial fibrillation. Eur Heart J. 2018;39(16):1330-93.

150. Streiff MB, Abutalib SA, Farge D, et al. Update on Guidelines for the Management of Cancer-Associated Thrombosis. Oncologist. 2021;26(1):e24-e40.

151. Tan HW, Chen X, Maingard J, et al. Intracranial Vessel Wall Imaging with Magnetic Resonance Imaging: Current Techniques and Applications. World Neurosurg. 2018;112:186-98.

152. ten Dam VH, van den Heuvel DM, van Buchem MA, et al. Effect of pravastatin on cerebral infarcts and white matter lesions. Neurology. 2005;64(10):1807-9.

153. Thanvi B, Treadwell S, Robinson T. Early neurological deterioration in acute ischaemic stroke: predictors, mechanisms and management.

Postgrad Med J. 2008;84(994):412-7.

154. Tsai LK, Lee IH, Chen YL, et al. Diagnosis and Treatment for embolic stroke of undetermined source: Consensus statement from the Taiwan stroke society and Taiwan society of cardiology. J Formos Med Assoc. 2021;120(1 Pt 1):93-106.

155. U-King-Im JM, Trivedi RA, Cross JJ, et al. Measuring carotid stenosis on contrast-enhanced magnetic resonance angiography: diagnostic performance and reproducibility of 3 different methods. Stroke. 2004;35(9):2083-8.

156. UCAS Japan Investigators, Morita A, Kirino T, et al. The natural course of unruptured cerebral aneurysms in a Japanese cohort. N Engl J Med. 2012;366(26):2474-82.

157. Vahedi K, Vicaut E, Mateo J, et al. Sequential-design, multicenter, randomized, controlled trial of early decompressive craniectomy in malignant middle cerebral artery infarction (DECIMAL Trial). Stroke. 2007;38(9):2506-17.

158. Vinci P, Panizon E, Tosoni LM, et al. Statin-Associated Myopathy: Emphasis on Mechanisms and Targeted Therapy. Int J Mol Sci. 2021;22(21):11687.

159. Wardlaw JM, Chappell FM, Best JJ, et al. Non-invasive imaging compared with intra-arterial angiography in the diagnosis of symptomatic carotid stenosis: a meta-analysis. Lancet. 2006;367(9521):1503-12.

160. Warner JJ, Harrington RA, Sacco RL, et al. Guidelines for the early management of patients with acute ischemic stroke: 2019 update to the 2018 guidelines for the early management of acute ischemic stroke. 2019;50:3331-2.

161. Wilterdink JL, Feldmann E, Furie KL, et al. Transcranial Doppler ultrasound battery reliably identifies severe internal carotid artery stenosis. Stroke. 1997;28(1):133-6.

162. Wintermark M, Sanelli PC, Albers GW, et al. Imaging recommendations for acute stroke and transient ischemic attack patients: A joint statement by the American Society of Neuroradiology, the American College of Radiology, and the Society of NeuroInterventional Surgery. AJNR Am J Neuroradiol. 2013;34(11):E117-E127.

163. Wityk RJ. Bridging anticoagulation after cardioembolic stroke. Arch Neurol. 2008;65:1157.

164. Xu T, Wang Y, Yuan J, et al. The Effect of Statin Treatment on Outcomes of Cardioembolic Stroke: A Systematic Review and Meta-Analysis of Real-World Studies. CNS Drugs. 2021;35(7):717-26.

165. Yoshimura S, Sakai N, Yamagami H, et al. Endovascular Therapy for Acute Stroke with a Large Ischemic Region. N Engl J Med. 2022;386(14):1303-13.

166. You JJ, Singer DE, Howard PA, et al. Antithrombotic therapy for atrial fibrillation: Antithrombotic Therapy and Prevention of Thrombosis, 9th ed: American College of Chest Physicians Evidence-Based Clinical Practice Guidelines. Chest. 2012;141(2 Suppl):e531S-e575S.

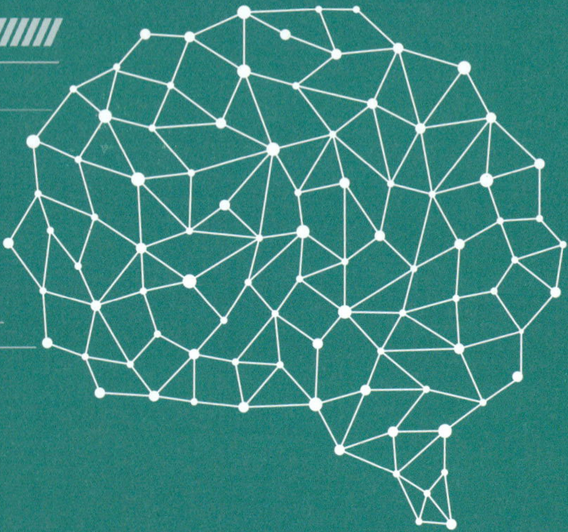

서울아산병원 **뇌졸중 매뉴얼**

AMC Practical Manual for Stroke Care

III

뇌졸중 환자의 간호

입원 후 초기 간호 01

1 혈압

- 혈압은 사례마다 다를 수 있어 목표 혈압에 대한 확인이 필요하기도 함(표 3-1)
- 혈압 상승 시 원인도 함께 감별: 뇌졸중으로 인한 스트레스, 배뇨, 구역, 통증, 저산소증, 두개내압상등 등

표 3-1. 상황 별 혈압 기준

급성 뇌경색	• 대개 SBP≤200-220 mmHg, DBP≤120 mmHg까지는 경과 관찰 • 단, 대동맥박리, 심한 심부전, 고혈압뇌병증 등이 있는 경우는 혈압 조절이 필요하기도 함 • SBP>220 mmHg 또는 DBP>120 mmHg인 경우 : 임상적 판단으로 혈압 강하가 필요하다면, 발병 첫 24시간 동안 혈압을 15%가량 낮추는 것을 고려할 수 있으며 이는 사례에 따라 다름
TPA 투여	• 투여 전: SBP<185 mmHg, DBP<110 mg • 투여 후 24시간 동안: SBP<180 mmHg, DBP<105 mg • 활력징후 측정: TPA 투여 후 2시간까지 15분마다, 이후 6시간까지 30분마다, 이후 16시간까지 1시간마다 측정
뇌혈관중재술 후	• 시술 후 뇌혈관 협착의 확장 정도에 따라 목표 혈압을 낮춰서 봄 • 시술 후 목표 혈압에 대해 주치의 확인이 필요
급성 뇌출혈	• 대개 SBP<140 mmHg로 조절 • 혈압이 조절되지 않는 경우 지속적 정맥 주사를 고려하기도 함

TPA: Tissue plasminogen activator

② 호흡

- SpO2 94% 이상을 유지
- 외측연수증후군(lateral medullar syndrome)의 경우 ABGA의 주기적 확인이 필요하기도 함
- 산소요구량 증가, 흉부 불편감 등 발생 시 폐색전증 등에 대해서도 고려

③ 체온

- 하루 4회 이상 확인(적어도 급성기 기간)
- 37.5°C 이상: 발열 원인 감별 및 중재가 필요. 단, 중심성 발열(central fever)이 약 30% 가량에서 나타날 수 있음.
- 급성기 뇌졸중에 자주 나타나는 발열: 폐렴, 방광염, 정맥염, 심내막염 등

④ 맥박

- 기존에 없던 빈맥이 발생하는 경우 발열, 탈수, cilostazol 복용 등에 대한 원인 확인이 필요
- 서맥 발생 시 12리드 심전도뿐만 아니라, 관련 약물, phenylephrine, nicardipine 등과 같은 약물 영향에 대해 고려

5 심전도

- 뇌졸중집중치료실에서의 모니터링에 의해 심전도 변화가 발견되는 비율이 높으며 이와 관련한 간호사의 심전도 모니터링 역할이 매우 중요
- 뇌졸중집중치료실에서 심전도 모니터링에 이상이 발견되는 경우 12리드 심전도 및 심장효소수치 확인, 심장 이상 관련 증상 여부 등을 확인하는 게 중요
- 뇌졸중으로 인한 심전도 이상: 허혈성 변화(35%), QT 간격의 연장(45%), 심박수와 리듬 장애(25%: 심방세동, 조기 심방 및 심실 수축, 심실상성 및 심실성 빈맥 등)
- 심방세동: 급성기 뇌졸중에서 가장 많이 발견되는 부정맥

6 혈당

- 급성기에 적어도 하루 4회 측정
- BST 180 mg/dL 이상 시 노티가 필요하기도 함
- 혼수 환자의 저혈당 교정 시 thiamine 100 mg 정맥주사 직후 또는 함께 50% dextrose 50 mL IV

7 신경학적 검진

1) NIHSS (p. 249)

- 정기적으로 기록지에 작성
- 환자 상태 변화에 따라 NIHSS 검진 간격이 자주 시행되어야 함

2) GCS (p. 252)

- GCS≤12는 집중 관찰이 필요
- GCS<9인 경우 중환자실 입실 또는 기도 중재술을 고려하기도 함
- 운동 점수가 1점 감소하거나, 전체 점수가 2점 감소한 경우 노티

3) Hunt and Hess (p. 253)

- 거미막하출혈 환자의 상태에 흔히 측정하는 척도

기타 간호 중재 02

급성기 뇌졸중 환자에게 자주 나타나는 간호 중재는 다음과 같다 (표 3-2).

표 3-2. 급성기 뇌졸중에서 집중해야 할 기타 간호 중재

계통	잠재적 위험	간호 중재
신경계	출혈 변환 (hemorrhagic transformation)	- 재관류 치료(reperfusion therapy)로 인해 나타날 수 있음 - 의식 변화, 신경학적 증상 악화, 동공 변화, 호흡 양상 등을 확인 - 목표 혈압 확인
	두개내압상승[1], 뇌탈출, 뇌부종	- 주로 악성중대뇌동맥경색증(malignant MCA infarction) 또는 소뇌경색에서 자주 나타날 수 있음 - 신경학적 검진을 자주 확인, 삼투요법(osmotic therapy), 과환기요법, 개두술 등이 고려되기도 함
	조기 뇌혈관 재협착	- NIHSS를 주기적으로 확인 - 악화 시 In-hospital stroke work up 또는 응급 시술이 고려되기도 함
	뇌전증 발작	- 주로 대뇌 병변 또는 뇌경색 사이즈가 큰 경우에 흔함 - 경련 발현 시 사정 및 기록 - 뇌파 확인, 의식 저하, 항경련제 고려
삼킴장애 및 폐렴	삼킴장애[2]	- 급성기 뇌경색 환자의 약 40-78%까지 나타남 - 첫 식이 섭취 전, 의료진의 침상에서의 삼킴장애평가가 동반되어야 함 - 삼킴 장애 증상에 대한 확인 및 교육이 필요
	폐렴	- 뇌졸중 첫 일주일 이내에 14% 정도가 발현될 수 있음 - 적절한 구강간호 프로토콜[3]이 뇌졸중으로 인한 폐렴(stroke-associated pneumonia)을 예방할 수 있음 - 체온, 호흡 양상, 호흡 간호(lung care), 및 의식 확인이 동반되어야 함 - 객담 배출 및 조기 보행 격려

계통	잠재적 위험	간호 중재
비뇨기계 + 소화기계	방광염	- 방광염 증상, 발열 여부 등을 확인 - 유치도뇨관은 가급적 빠르게 제거하는 것을 고려 - 손씻기, 적절한 수액 공급, 정기적인 회음부 간호를 제공
	잔뇨	- 2시간 또는 4시간마다 배뇨 여부를 확인 - 잔뇨 초음파를 시행하여 필요시 약제 추가, 단순도뇨 및 일시적 유치도뇨관 등을 고려
	위장관 출혈	- 혈변(melena), 객혈, Hb, Hct 등을 확인 - 항혈소판제/항응고제 사용에 대해 확인이 필요 - 필요시 PPI - 위장관 출혈 과거력 및 최근 내시경 검사 여부 확인
정신신경계	뇌졸중 후 인지 저하	- 의식 상태를 확인 - 인지 재활은 집중, 기억, 시야 무시 및 실행 기능에 도움이 됨
	우울	- 우울증 과거력 확인 및 조기 발견이 중요 - 필요시 정신건강의학과 협진 및 항우울제 등이 고려되기도 함
	섬망[4]	- 사정 도구: The 4 Assessment Test for Delirium 또는, the Confusion Assessment Method ICU 등을 사용 - 섬망 유발 요인을 확인: 감염, 탈수, 약물 등 - 수면 장애 조절 - 조기 활동을 독려 - 가족 참여 등
	수면 장애	- 수면 중 무호흡, 밤동안의 수면 장애, 낮동안의 과도한 수면 등이 주로 나타남 - 수면제 및 필요시 수면다원검사 등을 시행
거동	재활의학과 협진	- 안정기가 지난 이후 조기 재활이 필요 - 관절 구축 예방을 위해 수동적 또는 능동적 관절가동범위운동을 매일 시행 - 팔걸이 등을 사용하여 어깨관절 구축을 예방 - 필요시 보조기 사용: 휠체어, 워커, 단일 지팡이, 부목 등
	낙상	- 낙상예방도구 및 낙상예방 중재 활동 - 섬망 중재가 동반되어야 함 - 낙상예방알람이나 비디오 모니터링 등이 고려
	욕창	- Braden scale과 같은 욕창사정도구 사용 - 욕창 중재 활동 - 필요시 욕창전문간호팀 등에 의뢰
	뇌졸중 후 통증 (post-stroke pain)	- 통증사정도구를 사용 - 조기 활동 - 필요시 진통제 투약
	정맥혈전증	- 하지에서의 정맥혈전 징후등을 확인 - 조기 보행 - 간헐적 공기압박(IPC, intermittent pneumatic compression) 기계 사용이 고려되기도 함

1), 2), 3), 4)에 대한 세부 설명은 다음과 같다.

1) 두개내압 상승 예방 간호

- 정상 ICP: 7–15 mmHg
- 뇌관류압(cerebral perfusion pressure, CPP)
  =MAP (Mean Arterial Pressure)–ICP (Intra–Cranial Pressure)
- 측정된 CPP가 60–70 mmHg로 유지해야 뇌허혈이 예방됨
- 두개내압 상승 주요 증상:
  - 두통
  - 구토 및 구역, 어깨 통증이 동반
  - 시력저하 및 복시
  - 박동성 이명
  - 의식장애+동공확대+신전자세반응(extension posturing, decerebrate rigidity)
  - 쿠싱 반사: 혈압상승, 서맥, 호흡불안정
- 두개내압 상승 예방 간호:
  - 의식, 동공, 활력징후 모니터링, ABGA 확인
  - 두부거상 30도 이상
  - 머리를 측면으로 젖히면 경정맥 흐름이 막힐 수 있으므로 앞쪽을 보고 누운 자세
  - 복압상승이 되지 않는 자세
  - SpO2 94% 이상 유지
  - 발열 조절
  - 통증 관리

2) 흡인성 폐렴 예방

- 삼킴장애 확인이 중요하며, 첫 식이 시작 전 삼킴장애선별검사를 시행하고 기록해야 함(그림 3–1)
- 매 끼니마다 흡인 반응이 없는지 확인하고 기록
- 관련 자료 제공 및 교육을 시행
- 연하보조식 섭취 시 액체 제한으로 인해 탈수가 올 수 있어, 식사량에 대한 확인도 동반되어야 함

– 점도증진제 적용에 대한 고려가 필요
– 구강 간호 및 평가 필요

연하장애선별서식(Dysphagia Screening Sheet)

이름: ________ 병록번호________________ 작성일________년__월__일시행자: ________

미시행 사유
☐ PEG 상태인 경우
☐ 수술을 받거나 수술예정으로 NPO인 경우
: OP name: ______________ OP date: ______________NPO 기간:______________

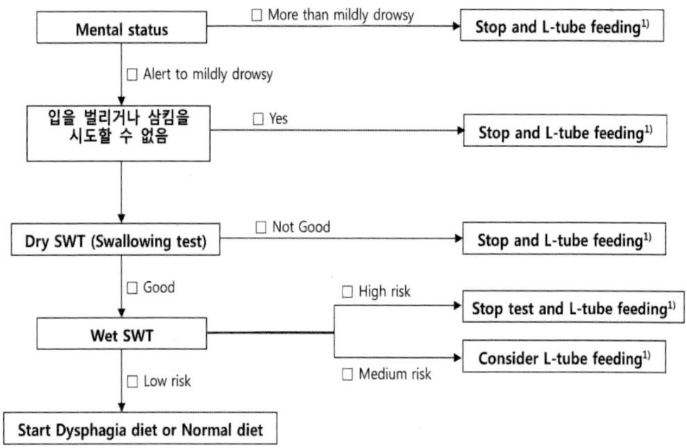

-SWT: Swallowing test
- SWT시 환자의 상체를 40-50도 정도 세운 자세를 유지하도록
- Dry SWT: 마른 침 삼키기
- Wet SWT:
  (1) 찻숟가락(teaspoon) 1/3 또는 1/2 정도(또는 주사기 3 cc)의 증류수 삼키기
  (2) (1)이 가능한 경우 20 cc 증류수 삼키기

[1]Use functional investigations such as Videofluoroscopic Evaluation of Swallowing (VFES), Fibroptic Endoscopic Evaluation of Swallowing (FESS)
[2]Dysphagia diet: 반유동식(같은 음식: pureed food or soft food) 식사

Considerations in Wet SWT
- Swallowing delayed (>2sec) or not possible
- Involuntary cough (until 3 minutes later)
- Drooling
- Voice change

Factor ≥ 2: high risk
Factor 1: medium risk
Factor 0: low risk

그림 3-1. **삼킴장애선별서식(예)** 대한뇌졸중학회 제공

3) 구강 간호

- 구강간호는 흡인성 폐렴 예방에 매우 중요하나 이에 대한 구강 평가 도구가 미흡
- 구강 사정 도구를 이용하여 입원 시 정기적으로 확인을 해야 함
- 구강 상태에 대한 주기적 확인 및 기록이 필요

4) 섬망

- 뇌졸중 발병 후 일주일 이내 주로 발생
- 호발
  - 좌측 뇌병변 < 우측 뇌병변
  - 뇌경색 < 뇌출혈
  - 대뇌 반구에 발생한 뇌졸중
  - 전전두엽 피질, 두정엽, 피질하핵(우측 시상과 꼬리핵)
- 예방 간호
  - 섬망 도구를 사용하여 위험 환자를 조기에 선정하고 예방 중재 및 약물 중재를 시행
  - 위험인자 확인 및 조절, 낙상, 각종 라인 등에 대한 주의 관찰
  - 안정된 환경 및 익숙한 보호자 동반
  - 자극을 최소화
  - 시청각 장애로 인한 자극 요인을 최소화: 안경, 보청기 등 사용
  - 적절한 영양 공급
  - 통증 조절
  - 햇빛에 노출
  - 조기 활동 등
- 약물 치료
  : Haloperidol, quetiapine 등 사용 시 QT 간격 연장이 유발되지 않는지 확인이 필요하기도 함

퇴원 준비 03

1) 약물 교육

- 약물 이행도가 가장 기본이 되어야 하므로 이에 대해 교육
- 치과 치료, 시술, 수술 등으로 인해 중단이 필요할 경우 신경과 전문의와 상의하도록 안내
  (NOAC의 경우 중단 일수가 짧게 요구됨을 함께 교육)
- 약물에 대한 교육(표 3-3)

표 3-3. 항혈전제 약물의 대표적인 주의사항

	약명	주의사항
항혈소판제	Aspirin	- 서방형 제제는 씹어먹지 않도록 - 출혈, 신장애, 간장애 등
	Clopidogrel	- 출혈, 신장애, 간장애 등
	Cilostazol	- 서방형 제제는 식전에 캡슐 채 복용 - 출혈, 심박 상승과 관련된 심계항진 등, 두통 등
항응고제	Dabigatran	- 캡슐 채 복용 - 출혈, 소화불량, 신기능 장애 등
	Apixaban	- 출혈, 신기능 저하 등
	Rivaroxaban	- 고용량 복용 시 식사와 함께 복용 - 출혈, 신기능 저하 등
	Edoxaban	- 출혈, 신기능 저하 등
	Warfarin	- 약물 및 음식 상호작용 교육 - 목표 INR 수치 - 필요시 INR 자가측정기기 안내 - 출혈

2) 위험 인자 교육

– 개별적인 위험 인자를 확인하여 관련 교육을 시행(표 3-4)

표 3-4. 급성기 뇌경색의 대표적인 위험인자 및 관리 방법

위험 인자	상세
고혈압	- 혈압 목표 수치 - 가정혈압 측정 방법 - 혈압계 구입 및 혈압일기 작성 등 - 저염식 - 유산소 운동 등
당뇨	- 혈당 목표 수치 - 혈당기 구입 및 가정혈당측정법 - 저혈당 증상 및 대처법 - 인슐린 투약 방법 - 당뇨식 - 유산소 운동 등
고지혈증	- 고지혈증 약제에 대한 이해 - 식이 및 운동 교육
심방세동	- 약제 복용 및 주기적 추적 검사 중요성
흡연	- 금연 클리닉 안내 등
음주	- 음주량 제한
기타	- 비만, 스트레스 관리 등

3) 퇴원 전 고려해야 할 항목

– 퇴원 전 고려해야 할 대표적인 예시는 다음과 같다(표 3-5).

표 3-5. 퇴원 전 고려해야 할 항목

카테고리	내용
질병에 대한 이해	- 뇌졸중에 대한 이해 - 뇌졸중 위험 인자: 개별적 위험 인자에 대한 이해 및 관리 방법
대처	- 뇌졸중 증상 - 문제 상황 발생 시 대처방법에 대한 이해 - 회복 및 재활에 대한 서비스 연결 - 신체적, 정서적, 행동 및 의사소통의 변화 - 식이와 운동 습관 교정 - 대소변 장애 여부 및 대처
일상생활 준비	- 가정에서의 케어를 위한 준비 - 스스로 할 수 있는 활동 범위에 대한 이해
약물	- 약명, 용법, 용량, 효용, 주의사항 등에 대한 이해
지지체계	- 주보호자 또는 지원체계가 있는지 - 주보호자의 질병에 대한 이해, 활동에 대한 이해 등 - 주보호자 교육 및 지지 체계(문제 해결, 스트레스 관리 등)
기타	

References

1. 뇌졸중 전문간호사 자격 인증. SNC Module. Angels. 2016.
2. 대한뇌졸중학회. 뇌졸중 진료지침. 2017.
3. 대한뇌졸중학회. 뇌졸중. 제2판. 범문에듀케이션; 2015.
4. 대한뇌졸중학회. 연하장애선별서식. 2012.
5. 한정희. 뇌졸중: 환자와 가족을 위한 전문상담. 드림널스; 2022.
6. Green TL, McNair ND, Hinkle JL, et al. Care of the Patient With Acute Ischemic Stroke (Posthyperacute and Prehospital Discharge): Update to 2009 Comprehensive Nursing Care Scientific Statement: A Scientific Statement From the American Heart Association [published correction appears in Stroke. 2021 May;52(5):e212]. Stroke. 2021;52(5):e179-e197.

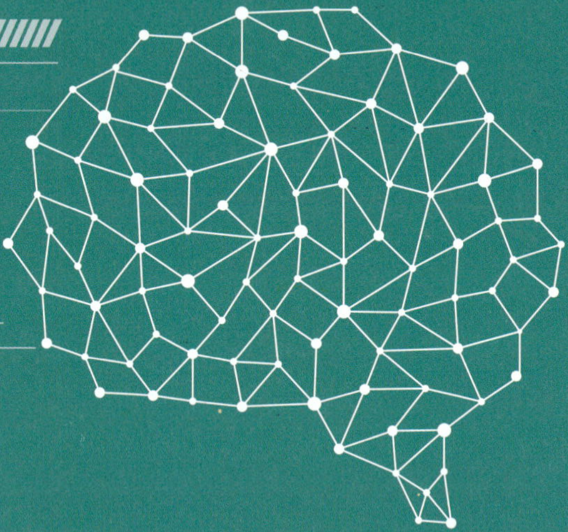

서울아산병원 **뇌졸중 매뉴얼**

AMC Practical Manual for Stroke Care

IV

뇌졸중 재활

뇌졸중 재활프로그램 01

1 입원 재활 프로그램(서울아산병원 예)

1) 신경과 입원 중 조기 재활 가동

(1) 적응증

mRS 2점 이상 및 신경과 주치의 판단하에 재활치료가 필요한 경우 재활의학과로 협진

(2) 치료시작

- 재활의학과 협진의가 환자의 신경학적 상태 및 기능 상태를 파악하고 재활치료를 처방
- 중환자실: 수동적 관절가동범위 운동을 포함한 보존적 치료를 위주로 시행
- 뇌졸중집중치료실 또는 일반 병동: 환자의 상태를 고려하여 적절한 시기에 시행
  (예: 고위험약물 지속 주입, 뇌혈관 중재 시술 1–2일 내의 경우 재활치료 시작을 보류)

2) 재활의학과 전과 및 집중 재활 대상자

(1) 급성 뇌졸중 발생 후 신경학적 병변의 진행이 없으며, 다른 생체 징후가 안정된 상태의 환자

(2) 뇌졸중으로 인한 저명한 신경학적 결핍(근위약, 감각이상, 실조증, 실어증, 인지 이상 등)으로 인해 기능저하를 보이는 환자(보행장애, 상지기능장애, 소통장애, 연하장애, 일상생활동작저하 등)

(3) 단기, 장기재활목표를 설정하고, 포괄적 집중재활 프로그램에 참여 가능한 환자

2 급성기 뇌졸중-외래 재활 프로그램(서울아산병원 예)

1) 외래 재활 프로그램 필요성

(1) 상대적으로 경한 신경학적 결핍을 가지고 있으나 저명한 기능저하가 동반된 급성기 뇌졸중 환자에 대한 미충족 재활 수요

(2) 조기, 집중 재활을 통한 뇌졸중 환자의 최대 기능 회복 도모

2) 대상 환자

(1) 뇌졸중으로 신경과 입원 이후 집중 재활 없이 자택으로 퇴원한 환자

(2) 보행과 이동이 가능한 급성기 뇌졸중 환자

(3) 보행, 균형, 상지 기능 등 여러 영역에서 기능저하를 나타내는 급성기 뇌졸중 환자

(4) 지역사회에 거주하여 정기적으로 외래 재활 프로그램에 참여가 가능한 환자

3) 외래 재활 프로그램 운영 내용

(1) 보행, 균형, 인지, 일상생활동작 등 다면적인 기능 평가 배터리를 바탕으로 외래 재활 프로그램을 구성

(2) 물리(운동)치료, 작업치료, 연하치료, 인지치료 등이 환자의 기능상태에 맞게 적용

(3) 환자의 기능상태 및 재활 요구도에 따라 치료기간은 달라질 수 있으며, 유동적으로 재활 프로그램 운영

(4) 치료 종료 시 기능 평가 배터리를 시행하여 재활치료의 효과를 객관적인 데이터로 확인

뇌졸중 환자의 기능평가 체계

02

1 총론

- 재활의 궁극적인 목표는 환자의 기능을 회복시켜, 환자가 사회에 복귀할 수 있도록 돕는 것
- 재활의학적평가는 의학적 진단과 연관된 기능의 변화를 측정하는 것임. 이를 통하여 기능의 회복을 객관적으로 확인하고 가정 혹은 사회복귀 여부를 결정하는 근거로 활용할 수 있음
- 또한 정밀한 기능평가를 통해 환자에게 최적화된 재활자원을 투입하고 재활치료의 효과를 확인할 수 있음(표 4-1)

표 4-1. 기능 평가 영역에 따른 도구

계통	평가 항목
운동 감각 기능	Motricity 근력 평가(motricity index), 체간 조절 검사(trunk control test), 브룬스트롬회복단계(Brunnstrome stage), 후글-마이어 평가(Fugel-Meyer assessment) 등
보행 기능	10미터 보행검사(10 meter walking test), 기능적 보행 범주(functional ambulation category, FAC), 6분 보행 검사(6-minute walk test, 6MWT) 등
수부 기능	젭슨 손기능평가(Jebson hand function test, JHFT), 상자와 블록 검사(box and block test), 퍼듀 페그보드검사(Perdue pegboard test), 오코너 손가락기민성 검사(O'connor finger dexterity test), 상지 기능 평가(manual function test) 등

계통	평가 항목
인지 및 언어 기능	한국형 간이 정신상태검사(Korean mini mental state examination, K-MMSE), CERAD-K (Consortium to Establish a Registry for Alzheimer's Disease), SNSB-II(서울신경심리검사), 한국판 웨스턴 실어증검사(Korean western aphagia battery, K-WAB), 선 나누기 검사(line bisection test), 별 지우기 검사(star cancellation test) 등
일상 생활 동작	수정바델지수(modified barthel index, MBI), 기능적 독립성 평가(functional independence measure, FIM), 수정 랜킨 척도(modified rankin scale) 등
연하 기능	거깅 삼킴 스크리닝 검사(gugging swallowing screen, GUSS), 비디오투시 연하검사(videofluoroscopic swallowing study, VFSS), 내시경 연하검사(fiberoptic endoscopic evaluation of swallowing, FEES) 등

2 운동감각기능

- 근육의 크기, 긴장도, 힘, 불수의 운동, 관절가동범위, 및 근력을 평가
- 도구: Motricity 근력평가(motricity index), 체간조절검사(trunk control test), 브룬스트롬회복단계(Brunnstrom stage), 후글-마이어 평가(Fugl-Meyer assessment) 등
- 후글-마이어평가는 운동기능, 감각 기능, 수동관절 운동범위와, 수동운동발생 시 하는 통증의 정도가 포함되어 있으나, 문항수가 많아 서울아산병원 재활의학과에서는 운동기능영역만 평가함(부록 5-1)

3 보행 기능

- 도구: 10미터 보행 검사(10 meter walking test), 기능적 보행 범주(Functional Ambulation Category, FAC), 6분 보행 검사

(6–minute walk test, 6MWT) 등

- 기능적 보행 범주(부록 5-2)
  - 기능적 보행 범주는 보행 시 물리적 도움 필요 정도에 따라 6단계로 구분되며, 특별한 도구 없이 육안으로 평가하기 때문에 임상에서 쉽고 빠르게 적용이 가능
  - 편마비 환자에서 보행 능력을 측정할 수 있는 객관적인 검사

4 균형능력 평가

- 균형능력은 환자가 앉고, 서고, 보행 능력에 굉장히 중요한 기능임
- 균형능력을 평가하는 항목으로는 버그 균형척도(berg balance scale, BBS), 일어서서 걷기검사((timed up and go test, TUG), 체간장애척도(trunk impairment scale) 등이 있음
- 버그 균형 척도는 균형능력을 객관적으로 평가할 수 있는 척도로, 검사 항목은 14개의 균형동작들로 이루어져 있음(부록5-3)

5 수부 기능

- 도구: 젭슨 손기능평가(Jebsen hand function test, JHFT), 상자와 블록 검사(box and block test), 퍼듀 페그보드검사(Perdue pegboard test), 오코너 손가락기민성검사(O'connor finger dexterity test), 상기 기능 평가(manual Function Test) 등

6 인지 및 언어 기능

1) 인지 기능

- 인지: 외부 자극에 대한 지각과 경험적 지식에 의한 정보의 처리과정, 그리고 그 정보들을 통합하여 외부세계에 대한 평가와 해석을 하는 능력으로, 기억(memory), 주의(attention), 실행 기능(executive function), 사회 인지(social cognition) 등의 영역이 포함
- 인지기능의 영역별로, 평가 목표에 따라, 정해진 대상에 대해, 정해진 규칙대로, 하나 혹은 여러 개로 구성된 검사를 수행
- 인지기능 평가: 한국형 간이 정신상태검사(korean mini mental state examination, K-MMSE)가 선별검사로 많이 사용되고 있으며, 필요에 따라 CERAD-K (Consortium to Establish a Registry for Alzheimer's Disease), SNSB-ll (서울신경심리검사) 등을 이용해 정밀하게 평가

2) 언어 기능

- 언어평가: 주로 한국판 웨스턴 실어증검사(korean western aphagia battery, K-WAB)이 사용되고 있으며, 편측무시(neglect)가 있는 환자에서는 주로 선 나누기검사(line bisection test), 별 지우기 검사(star cancellation test) 등이 사용

7 일상 생활 동작

- 일상 생활 동작의 능력을 객관적으로 평가하는 것이 발병 초기 환자의 예후를 예측하고, 환자의 기능적 회복 수준을 객관적으로 평가하는 데 중요
- 도구: 수정바델지수(modified barthel index, MBI), 기능적 독립성 평가(functional independence measure, FIM), 수정랜킨척도

(modified rankin scale) 등
- 수정바델지수는 일상생활에 필요한 10개의 항목으로 이루어져 있으며, 각 항목에 대해 도움이 필요한 정도를 계산하여, 모든 항목에서 전혀 수행을 할 수 없는 경우 0점, 독립적으로 완전히 수행할 수 있는 경우 100점으로 평가(부록 5-4)

8 삼킴 기능

- 뇌졸중은 삼킴 장애의 가장 흔한 원인 질환으로 흡인성 폐렴 같은 중요한 합병증 유발 가능하며, 다른 원인질환에 비해 빠른 회복을 보이므로 뇌졸중 초기에 삼킴 기능을 반드시 평가
- 임상적으로 간단하게 침상에서 평가할 수 있는 선별검사로 거깅 삼킴 스크리닝 검사(gugging swallowing screen, GUSS)가 있으며, 삼킴장애 진단을 위해서 비디오투시 연하검사(videofluoroscopic swallowing study, VFSS), 및 내시경 연하검사(fiberoptic endoscopic evaluation of swallowing, FEES) 등이 사용될 수 있음

9 기타

- 의식 장애: 글라스고우혼수척도(glasgow coma scale, GCS), 수정혼수회복지수(coma recovery scale-revised, CRSR) 등
- 삶의 질: 건강평가지 SF-12, SF-36 (12, 36-item short-form health survey), 및 건강관련 삶의 질 측정도구, EQ-5D-3L (EuroQol-5 dimension-3 level, EQ-5D-3L) 등

References

1. 한태륜, 방문석. 재활의학. 제5판 군자출판사; 2022. pp. 15-45.
2. Cifu DX. Braddom's Physical Medicine & Rehabilitation. 5th ed. Elserver; 2016.
3. Jebsen RH, Taylor N, Trieschmann RB, Trotter MJ, Howard LA. An objective and standardized test of hand function. Arch Phys Med Rehabil. 1969;50(6):311-9.
4. Jung HY, Park JH, Kim MJ, et al. Reliability Test of Korean Version of Berg Balance Scale. Ann Rehabil Med. 2006;30:611-8.
5. Jung HY. Assessment of Patients with Minimally Conscious State: Recent Advances. Brain Neurorehabil 2008;1:129-35.
6. Kim DY, Kim YH, Lee JM, et al. Clinical Practice Guideline for Stroke Rehabilitation in Korea 2016. Brain & Neurorehabilitation. 2017;10(Suppl 1):e11.
7. Mathias S, Nayak US, Isaacs B. Balance in elderly patients : the "get-up and go" test. Arch Phys Med Rehabil. 1986;67:387-9.
8. Podsiadlo D, Richardson S. The timed "Up & Go": a test of basic functional mobility for frail elderly persons. J Am Geriatr Soc. 1991;39(2):142-8.
9. Wade DT, Wood VA, Heller A, et al. Walking after stroke. Measurement and recovery over the first 3 months. Scand J Rehabil Med. 1987;19:25-30.
10. Yancosek KE, Howell D. A narrative review of dexterity assessments. J Hand Ther. 2009;22:258-69; quiz 270.

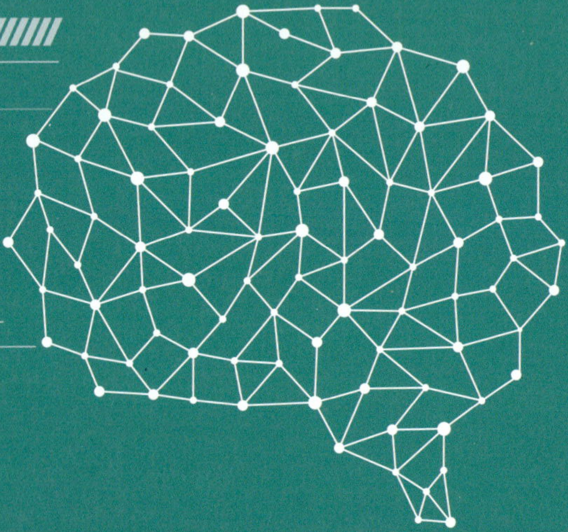

서울아산병원 **뇌졸중 매뉴얼**

AMC Practical Manual for Stroke Care

부록

Vascular Territory

01

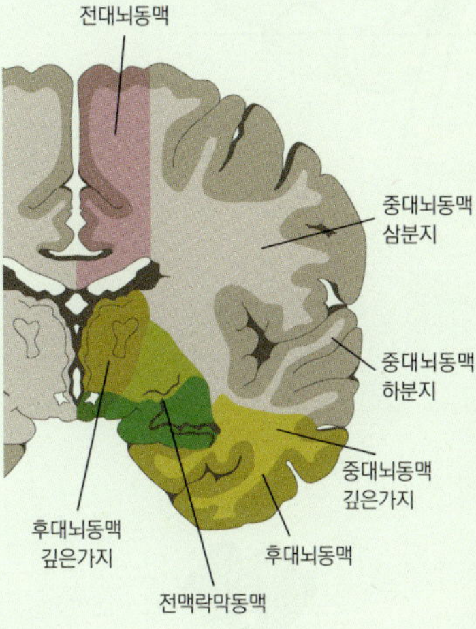

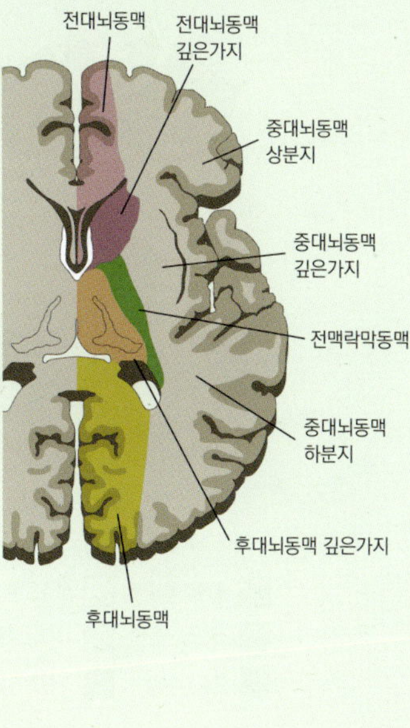

그림 1. 대뇌반구의 혈관영역

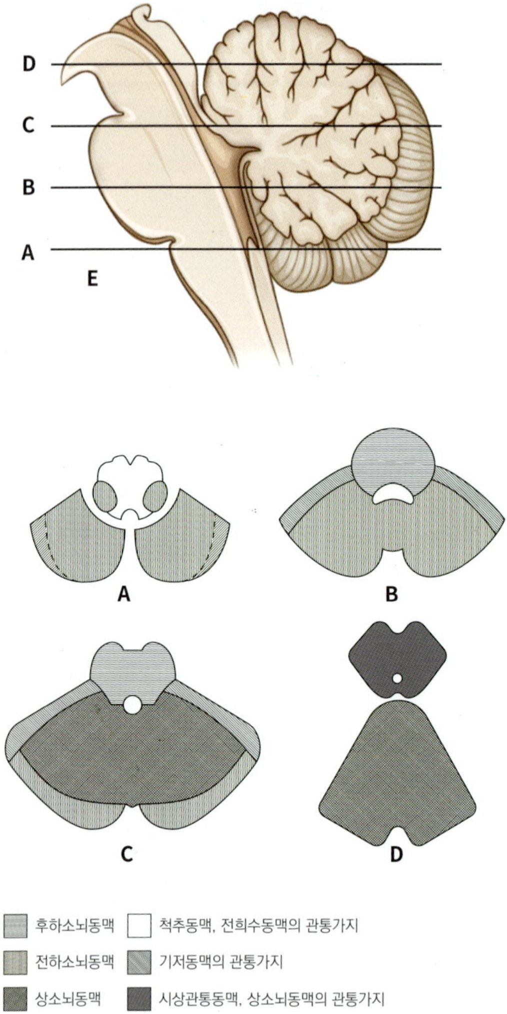

그림 2. **소뇌동맥의혈관영역**

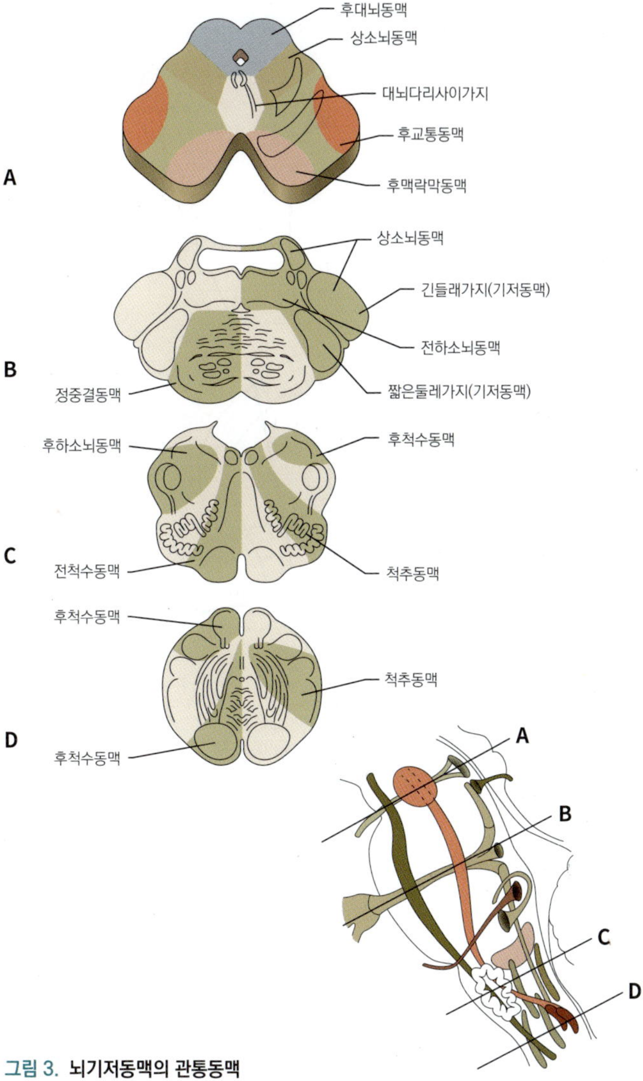

그림 3. 뇌기저동맥의 관통동맥

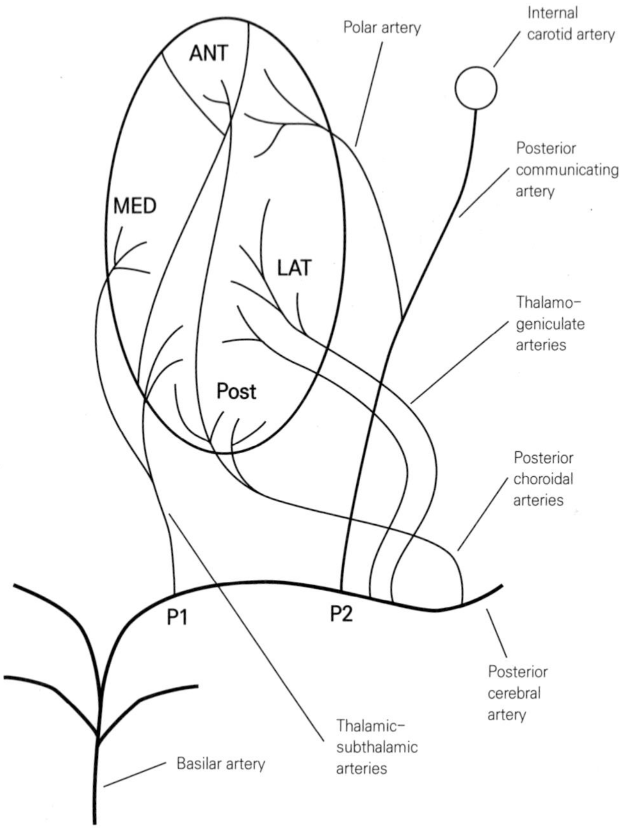

그림 4. **시상의 혈액공급 도식적 표현**

A

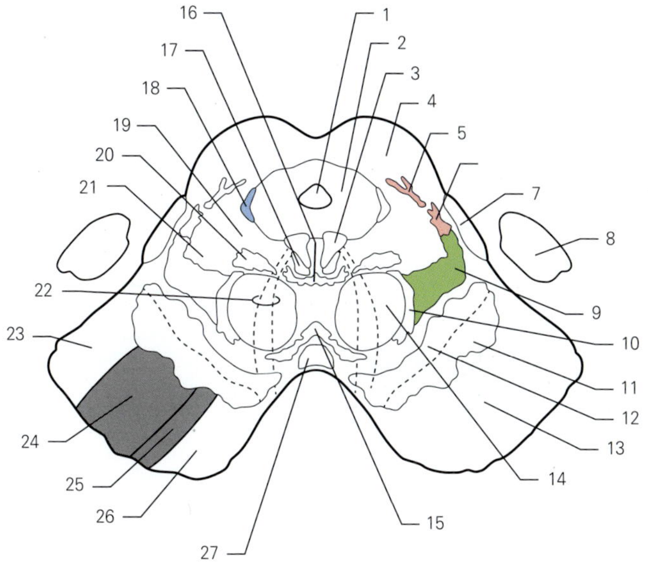

1. Cerebral aqueduct
2. Periaqueductal gray
3. Oculomotor nucleus
4. Superior colliculus
5. Spinotectal fibers
6. Anterolateral system
7. Brachium of inferior colliculus
8. Medial geniculate nucleus
9. Medial lemniscus
10. Cerebellothalamic fibers

Substantia nigra:

11. Pars reticulata
12. Pars compacta
13. Crus cerebri
14. Red nucleus
15. Anterior tegmental decussation
16. Interpeduncular nucleus
17. Frontopontine fibers
18. Corticonuclear (corticobulbar) fibers
19. Corticospinal fibers
20. Parieto-, occipito-, nd temporopontine fibers
21. Oculomotor nerve
22. Anterior trigeminothalamic fibers.
23. Central tegmental tract
24. Posterior trigeminothalamic fibers-
25. Mesencephalic tract and nucleus
26. Medial longitudinal fasciculus
27. Posterior tegmental decussation.

그림 5. (A) 뇌간의 단면구조

B

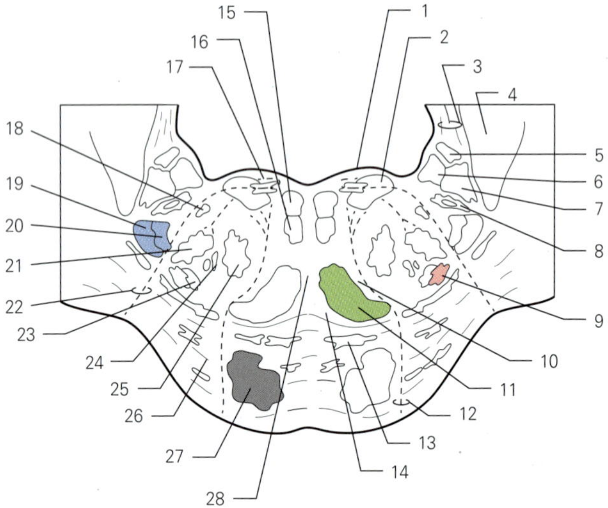

그림 5. (B) 뇌간의 단면구조

1. Facial colliculus
2. Abducens nucleus

3. Juxtarestiform body ┐ Inferior cerebellar
4. Restiform body ┘ peduncle

Vestibular nuclei:

5. Superior
6. Medial
7. Lateral
8. Solitary tract and nucleus
9. Anterolateral system
10. Anterior trigeminothalamic tract
11. Medial lemniscus
12. Abducens nerve
13. Pontine nuclei
14. Trapezoid body
15. Medial longitudinal fasciculus.
16. Tectobulbospinal system
17. Internal genu of facial nerve
18. Superior salivatory nucleus

Spinal trigeminal:

19. Tract
20. Nucleus (pars oralis)
21. Facial nucleus
22. Facial nerve
23. Rubrospinal tract
24. Superior olivary nucleus
25. Central tegmental tract
26. Transverse pontine fibers (pontocerebellar)
27. Corticospinal fibers
28. Nucleus raphe magnus

C

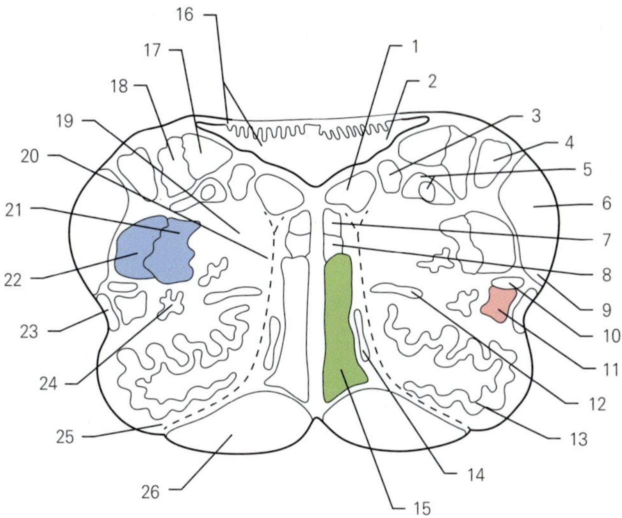

그림 5. (C) 뇌간의 단면구조

1. Hypoglossal nucleus
2. Sulcus limitans
3. Dorsal motor vagal nucleus
4. Accessory cuneate nucleus
5. Solitary tract and nucleus
6. Restiform body
7. Medial longitudinal fasciculus
8. Tectobulbospinal system
9. Nucleus ambiguus
10. Rubrospinal tract
11. Anterolateral system
12. Posterior accessory olivary nucleus
13. Principal olivary nucleus
14. Medial accessory olivary nucleus
15. Medial lemniscus
16. Choroid plexus and fourth ventricle
17. Medial vestibular nucleus
18. Inferior vestibular nucleus
19. Reticular formation
20. Hypoglossal nerve

Spinal trigeminal:

21. Nucleus (pars interpolaris).
22. Tract
23. Anterior spinocerebellar tract
24. Lateral reticular nucleus
25. Hypoglossal nerve
26. Pyramid (corticospinal fibers)

Images 02

1 Alberta stroke program early CT score (ASPECTS)

- IV thrombolysis 이후의 예후 예측을 위해 고안된 CT grading system으로, IAT에도 적용되어 폭넓게 사용되고 있음
- 총 10개의 영역으로 나뉘어져 있고 early ischemic change (EIC)를 보이는 영역을 각각 1점으로 하여 10점에서 차감
- EIC는 parenchymal hypoattenuation과 focal brain swelling을 의미
  - Parenchymal hypoattenuation: A region of abnormally low attenuation of brain structures relative to attenuation of other parts of the same structures or of the contralateral hemisphere or grey-white matter indistinction
  - Focal brain swelling: Any focal narrowing of the cerebrospinal-fluid space due to compression by adjacent brain structures such as effacement of the cortical sulci or ventricular compression.
- 2개의 standardized axis (ganglionic level, supraganglionic level) 포함해 모든 CT cut을 참고하며, 최소한 2개의 인접한 CT cut에서 EIC를 관찰할 수 있어야 true lesion으로 간주
- 6점 이상 시 동맥내 혈전제거술 대상이나 최근 연구에 의해 5점 이하(large core)도 선택적으로 고려해 볼 수 있음

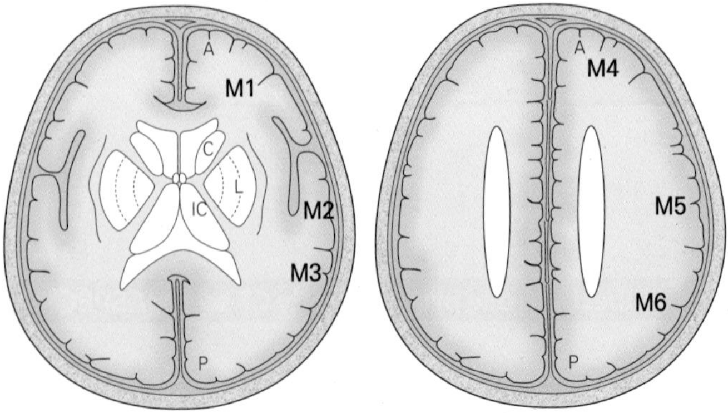

그림 6. **ASPECT score.** C: caudate; IC: internal capsule; L: lentiform nucleus; I: insular cortex; M1-6: MCA territory. Alberta Stroke Program Early CT Score (ASPECTS)

- 8점 이상 시 good functional outcome

  cf. DWI-ASPECTS

  - CT를 base로 한 ASPECTS에서 파생되어 나왔으며 대부분 기존 ASPECTS의 방법을 따름
  - 다만 EIC는 DWI에서 hyperintensity로 정의되며 dot lesion은 EIC로 간주되기 부적합하며 최소한 lesion이 confluent하여야 함
  - DWI가 CT보다 EIC를 더 잘 detect하기 때문에 보통 DWI-ASPECTS가 CT base의 ASPECTS보다 1점 정도 낮음

2 TOAST

표 1. TOAST Classification에 따른 급성기 뇌경색 분류

Large-artery atherosclerosis (embolus/thrombosis)
Cardioembolism (high-risk/medium-risk)
Small-vessel occlusion (lacune)
Stroke of other determined etiology
Stroke of undetermined etiology
- (a) Two or more causes identified
- (b) Negative evaluation
- (c) Incomplete evaluation

표 2. High-medium risk source or cardioembolism in TOAST classification

High-risk sources	Medium-risk sources
	Mitral valve prolapse
Mechanical prosthetic valve	Mitral annulus calcification
Mitral stenosis with atrial fibrillation (A.fib)	Mitral stenosis without A.fib
Atrial fibrillation (other than lone A.fib)	Left atrial turbulence (smoke)
Left atrial/atrial appendage thrombus	Atrial septal aneurysm
Sick sinus syndrome	Patent foramen ovale
Recent myocardial infarction (≤4 weeks)	Atrial flutter
Left ventricular thrombus	Lone atrial fibrillation
Dilated cardiomyopathy	Bioprosthetic cardiac valve
Akinetic left ventricular segment	Nonbacterial thrombotic endocarditis
Atrial myxoma	Congestive heart failure
Infective endocarditis	Hypokinetic left ventricular segment
	Myocardiac infarction (4weeks≤ ≤6months)

표 3. 심장대동맥성색전증(cardioaortic embolism)의 원인(SSS-TOAST분류기준)

A 뇌경색 고위험원인(sources with high primary risk for ischemic stroke)

a. 혈전색전증 원인들(sources of embolism of thrombotic origin)

좌심방혈전(left atrial thrombus)
좌심실혈전(left ventricular thrombus)
심방세동(atrial fibrillation)
돌발심방세동(paroxysmal atrial fibrillation)
동기능부전증후군(sick sinus syndrome)
심방조동(atrial flutter)
최근(1달 이내) 발생한 심근경색(recent myocardial infarction)
류마티스승모판 또는 대동맥판막질환(rheumatic mitral or aortic valve disease)
조직 또는 기계식인공심장판막(bioprosthetic or mechanical heart valves)
박출률 28% 미만의 만성심근경색(chronic myocardial infarction together with low ejection fraction less than 28%)
박출률 30% 미만의 증상울혈심부전(symptomatic congestive heart failure with ejection fraction less than 30%)
확장심근병증(dilated cardiomyopathy)
비세균성 혈전성 심내막염(nonbacterial thrombotic endocarditis)

b. 비혈전색전증 원인들(sources with embolism not predominantly of thrombotic origin)

감염심내막염(infective endocarditis)
유두섬유탄력종(papillary fibroelastoma)
좌심방점액종(left atrial myxoma)

B 뇌경색 저위험 또는 불확실원인(sources with low or uncertain primary risk of stroke)

a. 심장원인(cardiac sources of embolism)

승모판고리석회화(mitral annulus calcification)
심방중격류(atrial septal aneurysm)
심방중격류 동반 난원공개존증(atrial septal aneurysm and patent foramen ovale)
혈전이 없는 심실류(ventricular aneurysm without thrombus)
승모판협착이나 심방세동 없이 심장초음파에서 보이는 좌심방 자발에코대조(isolated left atrial smoke)

b. 대동맥원인(aortic sources of embolism)

상행대동맥 또는 근위부 대동맥활에 위치한 복잡죽종(complex atheroma in the ascending or proximal arch)

3 Modified fisher grade

분류	기준
1+	Focal or diffuse thin SAH, no IVH
2	Focal or diffuse thin SAH, with IVH
3	Thick SAH present, no IVH
4	Thick SAH present, with IVH

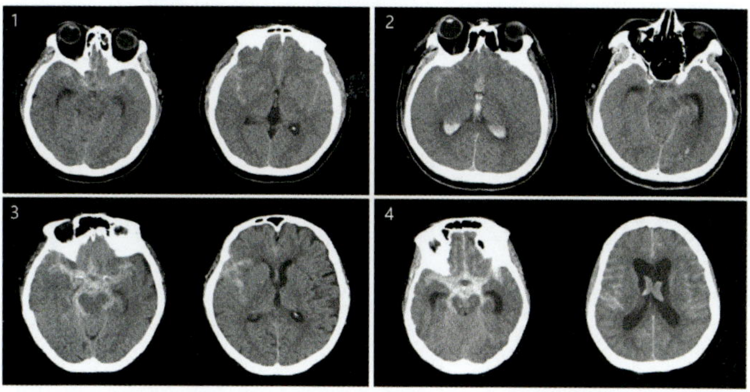

그림 7. modified Fisher grade 예시

신경학적 검진 03

1 National institutes of health stroke scale (NIHSS)

항 목	점 수	평가 방법	비 고
1a. level of cons-ciousness (의식수준)	0 = 명료 1 = 기면 2 = 혼미 3 = 혼수	'~님 성함이 어떻게 되세요?', '지금 어디가 제일 불편하세요?' 등 일반적인 대화로 평가	■ 기관내 삽관, 언어장애 등에 의해 완전한 평가가 어렵더라도 한 가지 반응을 선택하도록 함 ■ 묻는 말에 대답은 하지만 자꾸 자려하거나 말을 시킬 때만 깨어서 대답하는 경우는 Drowsy or sleepiness (1점) ■ Obey command가 잘 되었다 안되었다 하나 잘 안 되는 경향이 많고, 심한 자극에만 눈을 뜨거나 느린 반응을 보인 경우 등은 stupor (2점) ■ 강한 자극에도 움직임이 없는 경우 (3점) ■ 전실어증 환자는 묻는 말에 대답할 수 없지만, 눈을 뜨고 검진자를 잘 쳐다보거나 뭔가를 하려 하거나, 다른 곳을 쳐다보는 등 언어 외에 모든 자극에 prompt 하면 alert (0점)
1b. LOC Questions (질문수행)	0 = 둘 다 정확 1 = 한 개 정확 2 = 둘 다 부정확	'지금 나이가 어떻게 되세요?', '지금이 몇 월인가요?'	■ 대답은 정확해야 하며 첫 번째 대답으로 평가해야 함. 유사한 답에 부분점수 주지 않음 ■ 검사자가 언어적, 비언어적 암시로 환자를 도와주지 않음 ■ 실어증이나 혼미상태로 질문을 이해하지 못한 경우에는 2점 ■ 기관내삽관, 구강기도의 외상, 여러 가지 원인의 심한 구음장애, 그 밖에 실어증 외의 다른 어떤 문제로 말을 할 수 없을 경우에는 1점
1c. LOC Commands (지시수행)	0 = 둘 다 정확 1 = 한 개 정확 2 = 둘 다 부정확	눈감고 뜨기, 주먹 쥐었다 펴기	■ 만약 손을 사용할 수가 없거나 외상, 절단 혹은 다른 신체 장애가 있으면 다른 1단계(one-step) 명령으로 대치 ■ 분명하게 시도를 하나 근 위약 때문에 완전 수행이 어려울 경우 정상으로 간주 ■ 만약 환자가 지시에 반응을 하지 않는 경우에는 몸짓으로 보여주고 따라 하게 함

항 목	점 수	평가 방법	비 고
2. Best gaze (주시 장애)	0 = 정상 1 = 부분 주시마비 2 = 완전주시마비, 강제적 편향	only Horizontal eye movement만 측정	■ 만약 환자가 자발적 또는 반사적 동작으로 극복될 수 있는 안구의 공액편위는 1점 ■ 단독 Cranial nerve 3, 4, or 6 장애가 있으면 1점 ■ 주시 검사는 모든 실어증 환자에게 시행할 수 있음 ■ 안구외상, 붕대, 기존의 이미 실명된 상태, 또는 다른 시력이나 시야의 장애가 있는 환자들은 반사운동으로 평가해야 하며, 검사자가 적절한 방법을 선택함 ■ Gaze preference 1점. Gaze deviation 2점
3. Visual fields (시야 장애)	0 = 정상 1 = 부분 반맹 2 = 완전 반맹 3 = 양측 실명		■ 상하 사분면을 대면법, 손가락 숫자세기 또는 시각 위협 중 적절한 것을 선택 ■ 격려가 필요하더라도, 환자가 움직이는 손가락 쪽을 적절하게 볼 수 있으면 정상 ■ 만약 한 쪽의 시력이 상실되었거나 안구가 적출되어 있는 경우에는 남아있는 단안의 시야를 측정 ■ 사분맹을 포함한 뚜렷한 비대칭이 있는 경우에만 1점 ■ 만약 어떤 원인이든 양안의 실명이 있으면 3점 ■ 양측 동시자극을 시행하여, 만약 소멸현상(extinction)이 있으면 1점 → 11번 점수 줌
4. Facial Palsy (안면 마비)	0 = 정상 1 = 경미 2 = 부분 3 = 완전	"이-해보세요", '눈 감아 보세요', '이마에 주름을 잡아 보세요' 등의 명령을 수행하게 함	■ 그냥 봐서는 모르겠는데 '이~'하거나 말을 할 때 비뚤어진 정도는 경미(mild, 1점) ■ 얼굴을 봐서 균형이 맞지 않은 정도면 부분(moderate, 2점) ■ 얼굴에 이마까지, 즉 이마의 주름이 다른 정도로 균형이 맞지 않으면 완전(severe, 3점) ■ 환자가 적절한 반응을 보이지 않거나 이해를 못 하는 경우 유해자극을 주어 얼굴을 찡그리는 대칭 정도를 평가 ■ 만약 안면외상/붕대, 경구기관튜브, 테이프 또는 다른 물리적인 장애물이 얼굴을 가리는 경우에는 이들을 가능한 한 제거한 후 검사해야 함
5. Motor function (arm), 상지 마비 (왼쪽/오른쪽)	0 = 정상 1 = GⅣ 2 = GⅢ 3 = GⅡ 4 = GⅠ- 0 9 = 측정불가	손바닥을 위로 하여 앉아 있으면 90도, 누워 있으면 45도로 들어올리게 하여 10초 동안 버티게 함	■ 10초 이전에 내려오기 시작하면 하락에 대해 1점을 줌. 들어 올리다 바로 떨어진 경우 2점, 수평적인 움직임만 있는 경우 3점. 전혀 움직이지 않으면 4점 ■ 실어증 환자에게는 음성이나 몸짓으로 재촉하여 지시를 따르도록 유도할 수 있으나, 유해자극을 주어서는 안 됨 ■ 어깨 관절이 절단되거나 관절 유합의 경우에만 "UN" (untestable, 검사할 수 없음)으로 평가, 의식 장애가 있다고 해서 UN을 선택하면 안 됨

항 목	점 수	평가 방법	비 고
6. Motor function (leg), 하지 마비 (왼쪽/오른쪽)	0 = 정상 1 = GⅣ 2 = GⅢ 3 = GⅡ 4 = GⅠ- 0 9 = 측정불가	항상 누워서 검사하며, 30도로 들어 올리게 하고 양 다리를 서로 붙이지 않도록 함	■ 5초 이전에 내려오기 시작하면 하락에 대한 1점을 줌. 들어 올리다 바로 떨어진 경우 2점, 수평적인 움직임만 있는 경우 3점. 전혀 움직이지 않으면 4점 ■ 실어증 환자에게는 음성이나 몸짓으로 재촉하여 지시를 따르도록 유도할 수 있으나, 유해자극을 주어서는 안 됨 ■ 어깨 관절이 절단되거나 관절 유합의 경우에만 "UN" (untestable, 검사할 수 없음)으로 평가 ■ 의식 장애가 있다고 해서 UN을 선택하면 안 됨.
7. Limb Ataxia (사지 운동실조)	0 = 정상 1 = 사지 중 하나 2 = 사지 중 둘 이상 9 = 측정불가	양측에서 손가락-코-손가락(finger-nose-finger)검사와 발꿈치-정강이(heel-shin)검사를 시행하고, 근력저하의 정도로 설명되지 않는 운동실조가 있는 경우에만 점수를 부여함	■ 일측성 소뇌 병변의 징후를 찾는 것이 목적. ■ 시야결손이 있을 때는 반드시 정상 시야 내에서 검사를 시행. ■ 환자가 지시를 이해하지 못하거나 마비가 심하여 지시를 시행하지 못하는 경우, 운동실조는 없는 것으로 기록 ■ 절단이나 관절 유합의 경우에만 "UN" (untestable, 검사할 수 없음)으로 평가 ■ 실명된 환자의 경우에는 상지를 신전한 자세에서 손가락을 자신의 코에 갖다 대는 방법으로 검사를 실시함 ■ Truncal ataxia만 있는 경우 0점
8. Sensory (감각 상실, 통각)	0 = 정상 1 = 경도-중등도 2 = 중증 혹은 완전	핀으로 찔렀을 때 따가운 정도를 사정. 정상에 비해 몇 점 정도인지 말하게 함. 가능한 많은 신체부분(상지, 하지, 몸통, 얼굴)을 검사함	■ 점수를 말하지 못한 경우 '전혀 따가운지 모르겠는지, 알긴 하나 무딘 정도인지' 등으로 표현하게 하여 구분함 ■ 의식장애나 실어증 환자에서는 얼굴을 찡그리는 반응 또는 회피반응으로 평가함 ■ 뇌졸중에 의한 감각 소실만을 비정상으로 채점 ■ 중증 또는 완전 감각 소실이 명확히 검증될 때에만 2점으로 평가, BUT, 뇌간 뇌졸중으로 양측성 감각 소실이 있는 환자, 환자가 반응이 없고 사지마비인 경우, 혼수(항목 1a=3)상태에 있는 환자는 2점
9. Best Language (언어 장애, 실어증)	0 = 정상 1 = 경도-중등도 2 = 중증 3 = 완전(벙어리)	환자에게 그림의 상황을 설명하도록 하고(유창성), 사물의 이름을 말하게 하며(명명), 제시된 구문을 읽게 함(읽기) (이해력)은 지금까지 시행한 신경학적 검사의 지시의 반응으로 판단	■ 만약 시력소실로 검사가 안되면, 환자의 손에 쥐어준 물건을 알아맞히게 하고, 말을 따라 하게 하고, 자발적으로 말해 보도록 함 ■ 기관내삽관이 된 환자는 글씨를 쓰도록 함 ■ 혼수상태 환자(항목1a=3), 환자가 벙어리(mute) 상태이거나 1단계 지시 수행도 안 되는 경우 3점 ■ 혼미 상태이거나 협조가 잘 안 되는 환자라도 적절한 점수를 부여해야 함
10. Dysarthria (발음 장애)	0 = 정상 1 = 경도-중등도 2 = 중증 9 = 측정불가	위의 검사에서 그림을 설명하거나 읽기를 시켰을 때 발음 상태를 확인함	■ 심한 실어증이 있을 때에도 자발적 말의 명료도를 평가해야 함 ■ 무슨 말인지 알아 듣기 어려울 만큼 발음이 나쁘거나 완전 실어증인 경우 2점 ■ 기관내삽관이 되어 있거나 기타 물리적 장애로 말을 못할 때에만 "UN" (untestable)

항 목	점 수	평가 방법	비 고
11. Extinction and inattention, Neglect (무시)	0 = 정상 1 = 부분 2 = 완전	시각, 촉각, 청각 등 양측 동시자극에 대한 소멸 현상 여부를 확인 "이 팔 누구 거예요?", "어디가 제일 불편하세요?", "팔다리는 잘 움직이나요?"라고 질문	■ 하나의 감각 기능만 떨어진 경우 1점 ■ 2개 이상의 감각 기능에 대한 소멸, 질병인식불능증(anosognosia), 신체불각증(asomoto-gnosis)가 있는 경우 2점 ■ 환자가 실어증 상태이지만 양측의 자극에 대한 주의집중이 가능하면 정상으로 판단 ■ 무시는 있는 경우에만 채점되므로 항상 평가가 가능함
총점	(　　) / 42점		

2 GCS (Glasgow coma scale)

Behavior	Response	Score
Eye opening	Spontaneous	4
	To speech	3
	To pain	2
	No response	1
Verbal	Oriented to time, person and place	5
	Confused	4
	Inappropriate words	3
	Incomprehensible	2
	No response	1
Motor	Obeys command	6
	Moves to localized pain	5
	Flex to withdraw from pain	4
	Abnormal flexion	3
	Abnormal extension	2
	No response	1

3 Korean version of mRS (Modified Rankin scale)

점수	상태
6	사망
5	중증 고도 장애: 침상 의존 상태이고, 소/대변 실금이 있으며, 지속적인 간호와 주의가 필요한 경우
4	중등도 고도 장애: 보조나 다른 사람의 도움 없이 보행이 불가능하고 소/대변 처리 및 위생 관리를 스스로 할 수 없는 경우
3	중등도 장애: 약간의 도움이 필요하지만, 다른 사람의 부축 없이 걸을 수 있는 경우
2	경도 장애: 발병 전의 모든 일상 활동을 수행할 수는 없지만 도움 없이 스스로 일상적 용무(일)는 처리할 수 있는 경우
1	후유 증상을 제외하고는 장애 없음: 발병 전의 모든 업무와 일상생활의 시행이 가능한 경우
0	아무런 증상 없음

4 HUNT-Hess grade

분류	기준
Grade I	Asymptomatic, or minimal headache and slight nuchal rigidity
Grade II	Moderate to severe headache, nuchal rigidity, no neurological deficit other than cranial nerve palsy
Grade III	Drowsiness, confusion, or mild focal deficit
Grade IV	Stupor, moderate to severe hemiparesis, possibly early decerebrate rigidity and vegetative disturbances
Grade V	Deep coma, decerebrate rigidity, moribund appearance

항응고제 04

1 헤파린 조절

1) 헤파린 초기 부하용량: Heparin 3,000 iu bolus IV
2) 헤파린 초기 유지 용량:
   Heparin 20,000 iu+N/S 500 cc, 20 cc/hr (800 iu/hr)
3) 헤파린 유지 용량 변경법

aPTT(sec)	주입 속도	F/U aPTT
<30	1000iu IV 부하 후 1 cc/hr (40 iu/hr) 증량	6시간 후
30≤ <35	2 cc/hr (80 iu/hr) 증량	6시간 후
35≤ <40	1 cc/hr (40 iu/hr) 증량	6시간 후
40≤ <60	현재 속도 유지	8시간 후
60≤ <70	1 cc/hr (40 iu/hr) 감량	6시간 후
70≤ <80	2 cc/hr (80 iu/hr) 감량	6시간 후
80≤ <90	3 cc/hr (120 iu/hr) 감량	6시간 후
≥90	60분간 주입 중지 후 3 cc/hr (120 iu/hr) 감량	6시간 후

- 초기 aPTT 확인 시점은 부하 시작 4-6시간 후에 시행 (환자 상태에 따라 주치의가 결정)
- aPTT 목표치는 진단검사의학과 검증에 따라 달라질 수 있음
- 합병증: 드물게 헤파린유도저혈소판증(heparin induced thrombocytopenia, HIT)
  (의심 시 Anti-Heparin PF4 IgG 검사 시행 후 진단검사의학과 협진)
- 고려 사항
  - Heparin 1,400 iu/hr (35 cc/hr)가 넘을 경우 의사에게 보고
  - Heparin 1,400 iu/hr 이상 사용해도 INR 목표치에 도달하지 못할 경우 antithrombin, anti-Xa, factor assay의 추가 검사 시행 여부 및 진단검사의학과 의뢰 등을 고려
- 출혈 부작용 발생 시 처치
  - 지속적으로 주입 시 최근 2시간 동안 들어간 Heparin unit을 계산하여 Heparin 100 iu당 Protamine 1 mg IV투여
  - N/S, D5W 100 cc+Protamine (계산값) mg mix, 10분에 걸쳐 IV (최대량 50 mg)
  - 투약 5-15분 후 ACT, aPTT, PT 등을 확인한 후 2-8시간 후 재확인

2 와파린 조절

표 4. Nomogram

<table>
<tr><th></th><th>나이(년)</th><th>체중(kg)</th></tr>
<tr><td>Nomogram 1</td><td>≤55</td><td>≥55</td></tr>
<tr><td rowspan="2">Nomogram 2</td><td>≤55</td><td><55</td></tr>
<tr><td>55< <80</td><td>≥55</td></tr>
<tr><td rowspan="2">Nomogram 3</td><td>55< <80</td><td><55</td></tr>
<tr><td>≥80</td><td>무관</td></tr>
</table>

표 5. Nomogram에 따른 와파린 조절

일	PT-INR	와파린 용량(mg), daily		
		Nomogram 1	Nomogram 2	Nomogram 3
1	채혈 안함	10	7	5
2	채혈 안함	10	7	5
3	<1.3	12	10	7
	1.3≤ <1.5	10	7	5
	1.5≤ <1.7	7.5	6	4
	1.7≤ <2.0	6	4	3
	2.0≤ <2.5	5	3	2
	2.5≤ <3.0	3	2	1
	3.0≤	0	0	0
4	<1.5	12	10	7
	1.5≤ <1.7	10	7	5
	1.7≤ <2.0	7	5	3
	2.0≤ <2.5	5	4	2.5
	2.5≤ <3.0	4	2	2
	3.0≤ <3.5	1.5	1	1
	3.5≤	0	0	0
5	<1.5	12	10	7
	1.5≤ <1.7	10	7	5
	1.7≤ <2.0	7	5	4
	2.0≤ <3.0	1< <10	1< <7	1< <5
	3.0≤ <3.5	1	1	1
	3.5≤	0	0	0

- 항응고효과에 영향을 주는 약제가 병용되거나 출혈 경향이 높은 경우는, 저용량의 노모그램으로 시작하는 것을 고려
- PT–INR 추적 검사:
  일주일 정도 안정화까지 매일 측정→ 2–3회/주 for 1–2주→ 1회/4주 권고

재활 평가 05

1 후글-마이어 평가(Fugl-Meyer asessment)

• 상지

항목				Right	Leht
A. Shoulder / elbow / forearm	1. Reflex activity	Flexors(biceps, finger flexors)			
		Extensors(triceps)			
	2. Volitional movement within synergy	Flexor synergy	Shoulder retraction		
			Shoulder elevation		
			Shoulder abduction (>90)		
			Shoulder external rotation		
			Elbow flexion		
			Forearm supination		
		Extensor synergy	Shoulder adduction / internal rotation		
			Elbow extension		
			Forearm pronation		
	3. Volitional movement mixing synergy	Hand on lumber spine			
		Shoulder flexion 90 with elbow extended and foreaem neutral			
		Forearm supination / pronation (shoulder 0, elbow flexion 90)			

항목			Right	Leht
A. Shoulder / elbow / forearm	4. Volitional movement are performed with little or no synergy dependence	Shoulder abduction 90 (elbow extended, foreaem pronated)		
		Shoulder flexion 90-180 (elbow extended, forearm midposition)		
		Forearm pronation-supination (elbow extended, shoulder 30-90)		
	5. Normal reflex activity (only if patient scored 6 in 4)			
	A 총점(36점)			
B. Wrist	1. Wrist stability (shoulder 0, elbow flexion 90)			
	2. Wrist flexion / extension (shoulder 0, elbow flexion 90)			
	3. Wrist stability (shoulder flexion 90, elbow 0)			
	4. Wrist flexion / extension (shoulder flexion 90, elbow 0)			
	Circumduction			
	B 총점(10점)			
C. Hand	1. Mass flexion			
	2. Mass extension			
	3. Grasp A - Hook grasp			
	4. Grasp B - Radical grasp			
	5. Grasp C - Pinch grasp			
	6. Grasp D - Grasp a cylinder with volar surface			
	7. Grasp E - Spherical grasp			
	C 총점(14점)			
D. Coordination, Speed	1. Tremor			
	2. Dysmetria			
	3. Speed			
	D 총점(6점)			
총점(66점)				

• **하지**

항목				Right	Left
A. Lower	1. Reflex activity	Flexors (knee flexors)			
		Extensors (patellar, achilles)			
	2. Volitional movement within synergy	Flexor synergy	Hip flexion		
			Knee flexion		
			Ankle dorsiflexion		
		Extensor synergy	Hip extension		
			Hip adduction		
			Knee extension		
			Ankle plantarflexion		
	3. Volitional movement mixing synergy	Knee flexion from activity or passively extended knee			
		Ankle dorsiflexion compare with unaffected side			
	4. Volitional movement are performed with little or no synergy dependence	knee flexion to 90 (hip at 0, balance support is allowed)			
		Ankle dorsiflexion compare with unaffected side			
	5. Normal reflex activity (only if patient scored 6 in 4)				
	A 총점(28점)				
B. Wrist	1. Tremor				
	2. Dysmetria				
	3. Speed				
	B 총점(6점)				
총점(34점)					

2 기능적 보행 범주(Functional ambulatory category, FAC)

점수	기준
0	보행을 할 수 없다.
1	보행 시 체중이동과 균형유지를 지속적으로 도와줄 1명의 보조자가 필요하다.
2	보행 시 균형유지와 조절을 지속적 또는 간헐적으로 도와줄 1명의 보조자가 필요하다.
3	보행 시 신체적 접촉없이 감독을 해줄 1명의 보조자가 필요하다.
4	보행 시 평지는 독립적으로 걸을 수 있으나, 계단, 경사 또는 고르지 못한 지면에서는 도움이 필요하다.
5	어디에서든 독립적으로 보행을 할 수 있다.

3 버그 균형 척도(Berg balance scale)

1. 앉은 상태에서 서기
<지시: 서 보세요. 이때 지지하기 위해 두 손을 사용하지 마십시오.>
4점: 손을 사용하지 않고 독립적으로 일어서고 안정화할 수 있다.
3점: 손을 사용하여 독립적으로 일어설 수 있다.
2점: 여러 번 시도 후 양 손을 사용하여 일어설 수 있다.
1점:서거나 안정화되기 위해서 최소(25%)의 도움이 필요하다.
0점: 서기 위해서는 중등도 도움(50%) 또는 최대 도움(75%)이 필요하다.

2. 의지하지 않고 서 있기
<지시: 붙잡지 말고 2분 동안 서 있어 보세요.>
4점: 안전하게 2분 동안 서 있을 수 있다.
3점: 감독하에 2분 동안 서 있을 수 있다.

2점: 의지하지 않고 30초간 서 있을 수 있다.

1점: 의지하지 않고 30초간 서 있기 위해 여러 번의 시도가 필요하다.

0점: 도움 없이는 30초간 서 있을 수 없다.

cf. 의지하지 않고 2분간 서 있을 수 있다면, 3번 항목은 검사하지 말고 3항목을 만점 처리하고, 4번 항목으로 가시오.

3. 기대지 않고 스스로 앉기

<지시: 두 팔에 의지하고 2분간 앉아 있으세요.>

4점: 안전하게 2분 동안 앉아 있을 수 있다.

3점: 감독하에 2분 동안 앉아 있을 수 있다.

2점: 30초간 앉아 있을 수 있다.

1점: 10초간 앉아 있을 수 있다.

0점: 10초간 지지 없이 앉아 있을 수 없다.

4. 선 상태에서 앉기

<지시: 앉아보세요.>

4점: 양 손을 최소한으로 사용하여 안전하게 앉을 수 있다.

3점: 양 손을 사용하여 앉기 조절이 가능하다.

2점: 양다리를 의자에 기대어 앉기 조절이 가능하다.

1점: 독립적으로 앉지만 털썩 주저앉는다.

0점: 앉기에 도움이 필요하다.

5. 이동하기

<지시: 한쪽으로 이동할 수 있도록 의자를 배열해 놓는다. 팔걸이가 있는 의자로 가도록 환자에게 이동을 요구한다. 그리고 팔걸이가 없는 의자로 가도록 환자에게 이동을 요구한다 (검사자는 팔걸이가 있는 의자 그리고 팔걸이가 없는 의자를 사용할 수도 있다).>

4점: 양 손을 최소한으로 사용하여 안전하게 이동할 수 있다.

3점: 양 손을 적절히 사용하여 안전하게 이동할 수 있다.

2점: 구두지시나 또는 감독하에 이동할 수 있다.

1점: 1명의 도움이 필요하다.

0점: 도움이나 안전을 위해 2명의 도움이 필요하다.

6. 눈감고 서 있기

<지시: 두 눈을 감고 10초 동안 서 있어 보세요.>

4점: 안전하게 10초간 서 있을 수 있다.

3점: 감독하에 10초간 서 있을 수 있다.

2점: 3초간 서 있을 수 있다.

1점: 눈을 감은 채 3초간 유지하기가 어려우나 잠깐은 설 수 있다.

0점: 넘어지지 않으려면 도움이 필요하다.

7. 양 발 모으고 서 있기

<지시: 양 발을 모으고 잡지 말고 서보세요.>

4점: 독립적으로 양 발을 모으고 안전하게 1분간 서 있을 수 있다.

3점: 독립적으로 양 발을 모으고 감독하에 1분간 서 있을 수 있다.

2점: 독립적으로 양 발을 모으고 30초간 서 있을 수 있다.

1점: 자세 유지에 도움이 필요하지만 15초간 서 있을 수 있다.

0점: 자세 유지에 도움이 필요하고 15초간 서 있을 수 없다.

8. 선 자세에서 팔 펴고 뻗기

<지시: 팔을 90도로 올리시오. 손가락을 펴고 가능한 한 앞쪽으로 멀리 뻗어 보세요. (피검자가 팔을 90도로 들고 있는 동안 자를 손톱 끝에 놓는다. 손을 앞으로 뻗는 동안 자가 손가락에 닿지 않도록 한다. 측정된 거리는 손가락을 앞쪽으로 가장 멀리 뻗었을 때의 거리이다. 가능하면 몸통을 비틀어서 앞쪽으로 뻗지 못하도록 두 손을 모두 사용하여 뻗도록 한다.)>

4점: 25 cm (10 인치) 이상 앞으로 뻗을 수 있다.

3점: 12.5 cm (5 인치) 이상 안전하게 앞으로 뻗을 수 있다.

2점: 5 cm (2 인치) 이상 안전하게 앞으로 뻗을 수 있다.

1점: 앞으로 뻗을 수 있지만 감독이 필요하다.

0점: 시도하는 동안 균형을 잃고 외부의 도움이 필요하다.

9. 선 자세에서 바닥에서 물건 잡아 올리기

<지시: 피검사의 발 앞에 있는 신발/슬리퍼를 집어보세요.>

4점: 쉽고 안전하게 슬리퍼를 주울 수 있다.

3점: 슬리퍼를 주울 수 있지만 감독이 필요하다.

2점: 슬리퍼는 주울 수 없지만, 슬리퍼로부터 5 cm까지 접근할 수 있고, 독립적으로 균형을 유지할 수 있다.

1점: 시도하는 동안 도움이 필요하며 주울 수 없다.

0점: 시도할 수 없고 균형을 잃지 않고 넘어지지 않기 위해 도움이 필요하다.

10. 선 자세에서 양쪽 어깨를 넘어 뒤돌아보기

<지시: (선 자세에서) 좌측 어깨를 넘어 뒤를 돌아보세요. 우측 어깨를 넘어 뒤를 돌아보세요. 검사자는 피검자가 더 잘 뒤돌아볼수 있도록 피검자 뒤에서 물건을 들고 있어도 된다.>

4점: 체중이동을 잘하며 양쪽 어깨 넘어 잘 뒤돌아 볼 수 있다.

3점: 한쪽은 가능하나 반대쪽은 체중이동이 잘 되지 않는다.

2점: 옆으로 돌아보기까지만 균형유지가 가능하다.

1점: 돌아볼 때 감독이 필요하다.

0점: 균형을 잃거나 넘어지는 것을 방지하기 위해 도움이 필요하다.

11. 360° 돌기

<지시: 한 바퀴를 완전히 돌고 또 반대 방향으로 한 바퀴를 완전히 돌아보세요.>

4점: 4초 내에 안전하게 360° 돌 수 있다.

3점: 4초 내에 한쪽으로만 360° 돌 수 있다.

2점: 안전하게 돌 수 있으나 시간이 오래 걸린다.

1점: 근접 감독이나 말로 지시를 해야 한다.

0점: 도는 동안 도움이 필요하다.

12. 선 자세에서 발판에 양 발 교대로 놓기

<지시: 양 발을 발판에 각각 교대로 올려놓아 보세요. 4번 반복해서 양 발을 교대로 발판에 올려놓아 보세요.>

4점: 발판에 8번 오르내리기를 20초 이내에 한다.

3점: 발판에 8번 오르내리기를 20초 이상 걸린다.

2점: 감독하에 도움 없이 4번 오르내릴 수 있다.

1점: 최소한의 도움으로 2번 오르내릴 수 있다.

0점: 시도할 수 없거나 넘어지지 않기 위해 도움이 필요하다.

13. 한 발을 다른 발 앞에 놓고 지지 없이 서 있기

<지시: (피검자에게 시범을 보여준다.) 한 발을 다른 발 바로 앞에 놓는다. 피검자가 발을 다른 발을 바로 앞에 놓고 설 수없다면, 설 수 있을 만큼 발을 앞으로 더 내밀어 앞발의 뒤꿈치가 뒷발의 앞꿈치보다 앞으로 가게하고 서도록 한다(보장이 한 발 길이를 초과하고, 보폭은 거의 정상 범위라면 3점을 준다.).>

4점: 30초간 독립적으로 한 발을 다른 발 앞에 붙여서 놓을 수 있다.

3점: 30초간 독립적으로 한 발을 다른 발 앞에 띄어서 놓을 수 있다.

2점: 30초 동안 유지가 가능하며 독립적으로 작은 보폭으로 발 놓기를 할 수 있다.

1점: 15초간 유지가 가능하나 발 놓을 때 도움이 필요하다.

0점: 발 놓기 및 서 있는 동안 균형을 잃는다.

14. 한 발로 서 있기

<지시: 잡지 말고 가능한 한 오래 한 발로 서보세요.>

4점: 독립적으로 10초 이상 유지하며 한 발 서기를 할 수 있다.

3점: 독립적으로 5-10초 유지하며 한 발 서기를 할 수 있다.

2점: 독립적으로 3초 또는 그 이상의 시간을 유지하며 한 발 서기를 할 수 있다.

1점: 3초 동안 한 발 서기를 유지할 수 없지만 독립적으로 서 있을 수 있다.

0점: 넘어짐을 방지하기 위해 도움이 필요하며 서 있을 수 없다.

4 한글판 수정바델지수(Korean modified barthel index, K-MBI)

	1	2	3	4	5
항목	과제를 수행할 수 없는 경우	과제를 시도할 수 있지만 안전하지 않은 경우	중등도의 도움이 필요한 경우	최소의 도움이 필요한 경우	완전히 독립적인 경우
1. 개인위생	0	1	3	4	5
2. 목욕하기	0	1	3	4	5
3. 식사하기	0	2	5	8	10
4. 용변처리	0	2	5	8	10
5. 계단 오르내리기	0	2	5	8	10
6. 옷 입기	0	2	5	8	10
7. 배변 조절	0	2	5	8	10
8. 배뇨 조절	0	2	5	8	10
9. 보행	0	3	8	12	15
9-1. 의자차*	0	1	3	4	5
10. 의자/침대 이동	0	3	8	12	15
범위	0 ⟷ 100				

9-1. 의자차*: 보행이 가능한 경우 적용하지 않는다(보행 항목 2등급 이상).

References

1. 대한뇌신경재활학회[인터넷]. Available from: https://www.ksnr.or.kr/
2. 대한뇌졸중학회. 뇌졸중. 제2판. 범문에듀케이션. 2015.
3. Adams HP Jr, Bendixen BH, Kappelle LJ, et al. Classification of subtype of acute ischemic stroke. Definitions for use in a multicenter clinical trial. TOAST. Trial of Org 10172 in Acute Stroke Treatment. Stroke. 1993;24(1):35-41.
4. Barber PA, Demchuk AM, Zhang J, et al. Validity and reliability of a quantitative computed tomography score in predicting outcome of hyperacute stroke before thrombolytic therapy. ASPECTS Study Group. Alberta Stroke Programme Early CT Score. Lancet. 2000;355:1670-4.
5. Haines DE. Fundamental Neuroscience of Basic and Clinical Application. 4th ed. Saunders; 2012.
6. Jung HY, Park JH, Shim JJ, et al. Reliability Test of Korean Version of Berg Balance Scale. J Korean Acad Rehab Med. 2006;30(6):611-8.
7. Korean Stroke Society, Stroke Scale Training and certification. K-NIHSS workbook.
8. Korean Stroke Society, Stroke Scale Training and certification. Structured interview for the Korean Version of Modified Rankin Scale.
9. Renard D, Castelnovo G, Campello C, et al. Thalamic lesions: a radiological review. Behav Neurol. 2014;2014:154631.
10. Yoo SH, Kwon SU, Jo MW, et al. Age- and weight-adjusted warfarin initiation nomogram for ischaemic stroke patients. Eur J Neurol. 2012;19(12):1547-53.

Index

한글

영어

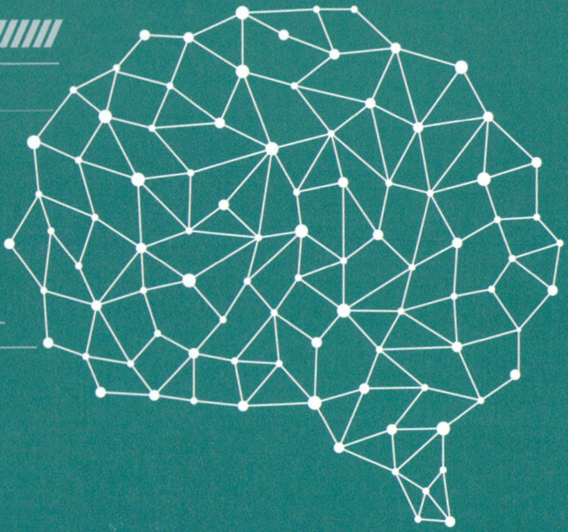

서울아산병원 **뇌졸중 매뉴얼**

AMC Practical Manual for Stroke Care